MARTHA WYGODZINSKI (1869–1943)

Umschlag vorn:
Martha Wygodzinski auf dem
Sozialdemokratischen Ärztetag in Leipzig,
31. Mai 1931

Der Druck dieser Publikation
wurde unterstützt durch die
Ursula Lachnit-Fixson Stiftung, Berlin und
die Ludwig Sievers Stiftung, Hannover.

DIETLINDE PETERS

Dr. MARTHA WYGODZINSKI

1869–1943

»DER ENGEL DER ARMEN«

BERLINER ÄRZTIN –

ENGAGIERTE GESUNDHEITSPOLITIKERIN

HENTRICH & HENTRICH

STIFTUNG NEUE SYNAGOGE BERLIN
CENTRUM JUDAICUM

JÜDISCHE MINIATUREN
SPEKTRUM JÜDISCHEN LEBENS
Herausgegeben von Hermann Simon

Band 73 Dr. MARTHA WYGODZINSKI

Druck: Brandenburgische Universitätsdruckerei und
Verlagsgesellschaft Potsdam mbH

1. Auflage 2008
Printed in Germany
ISBN 978-3-938485-80-4

Inhalt

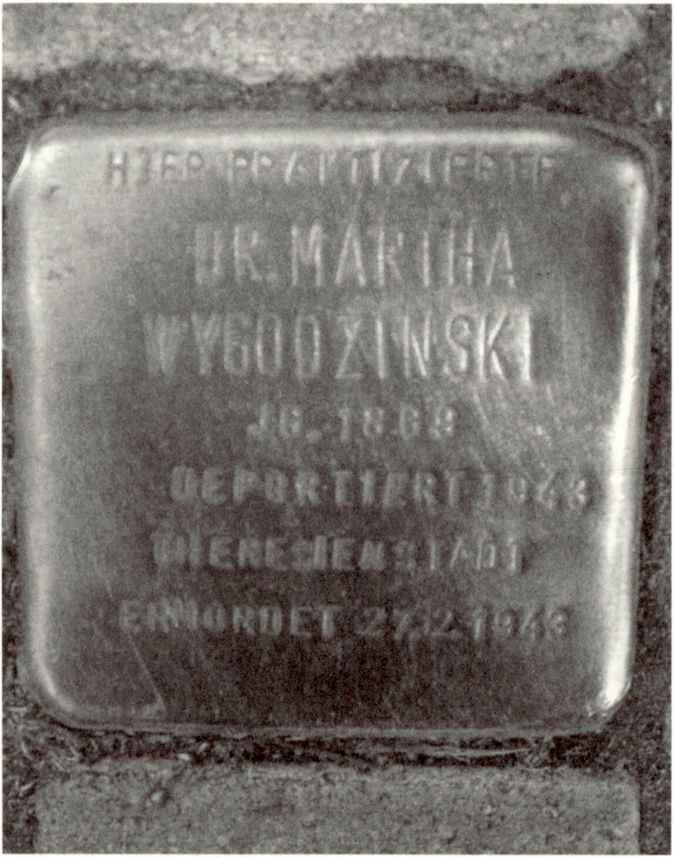

Stolperstein in der Alexanderstraße, Berlin-Mitte

Vorwort: Ein Stolperstein

Im Trottoir der Alexanderstraße in Berlin-Mitte befindet sich seit dem November 2001 einer der so genannten Stolpersteine. – Diese »Steine«, kleine glänzende Quadrate aus Messing, verlegt der Künstler Gunter Demnig seit Mitte der 1990er Jahre vor dem letzten Wohnsitz von Opfern der NS-Diktatur. Sie sollen die Erinnerung an diejenigen wach halten, die hier einst lebten und einfach »Nachbarn« waren, keine »Berühmtheiten«.

In der Alexanderstraße erinnert der »Stolperstein« an die 1943 im Ghettolager Theresienstadt gestorbene Ärztin Dr. med. Martha Wygodzinski, die hier für kurze Zeit gearbeitet, nicht gewohnt hat. Auch sie ist heute (fast) vergessen. Und es haben sich in Berlin und anderswo nur mit Mühe die Lebensspuren einer Frau finden lassen, die in dieser Stadt aufwuchs und fast vierzig Jahre als Ärztin und Gesundheitspolitikerin arbeitete. Trotzdem oder gerade deswegen soll hier von ihr berichtet werden.

Ihre damals erwachsenen Patienten und insbesondere Patientinnen sind längst gestorben. Menschen, die sie als Kinder kennen gelernt haben, könnte es – alt geworden – noch geben. Wer in den Autobiographien der Kollegen und Kolleginnen sucht, findet eine Fußnote in der Autobiographie von Käthe Frankenthal mit dem Titel »Der dreifache Fluch – Jüdin, Intellektuelle, Sozialistin«[1] und in den »Erinnerungen eines leitenden Medizinalbeamten« des ehemaligen Berliner Stadtarztes Dr. Georg Loewenstein zwei Sätze: »*... eine der ersten Ärztinnen Deutschlands: Frau Dr. Martha Wygodzin-*

ski. Sie leistete Außerordentliches für die arbeitende Bevölkerung«.[2]

Erst in den letzten Jahren ist im Zusammenhang mit den Arbeiten zur Geschichte der Medizinerinnen, der (vergessenen) Berlinerinnen und auch der Berliner Kommunalpolitikerinnen – also im Zusammenhang mit der so genannten Frauengeschichte über das Leben und die Arbeit von Martha Wygodzinski berichtet worden: Im Bezirk Mitte von Berlin engagierte sich der Verein »Brunnhilde e.V.«, es gab im Rathaus des Bezirks eine kleine Ausstellung, es gab einige Vorträge – so am 27. Februar 2003, dem 60. Todestag von Martha Wygodzinski. An jenem 27. Februar 1943 fand in Berlin die berüchtigte »Fabrik-Aktion« statt: Jüdinnen und Juden, die meisten Zwangsarbeiter, wurden in Betrieben, Behörden, auf der Straße verhaftet und dann deportiert. Martha Wygodzinski starb zur gleichen Zeit in Theresienstadt.

Von Ende September bis Ende November 2005 wies vor dem Berliner Roten Rathaus ein großer Stuhl auf eine Ausstellung hin: »Vor die Tür gesetzt«. Der Verein »Aktives Museum« erinnerte an »Im Nationalsozialismus verfolgte und ermordete Berliner Stadtverordnete und Magistratsmitglieder 1933–1945«. Zu diesen gehörte auch Martha Wygodzinski.

Im Rahmen der Vorträge und der beiden Ausstellungen habe ich bisher nur wenig (von dem Wenigen) über die vergessene Ärztin berichten können – an dieser Stelle also der Versuch, ein Leben zu schildern, nach dem (eigentlich) zu spät gefragt worden ist.

Die Familie: Eltern und Schwestern

Die Lebensgeschichte von Martha Wygodzinski ist auch die Geschichte ihrer Eltern und ihrer drei Schwestern – eine »Familien«geschichte, und das heißt hier: die Geschichte einer der vielen jüdischen Familien, die die Stadt Berlin bis 1933 geprägt haben.

Martha Wygodzinski wurde am 2. Juli 1869 in Berlin geboren. Sie war eine von vier Töchtern des wohlhabenden Rentiers Max, eigentlich Meyer Wygodzinski (1834–1909) und seiner Ehefrau Nanny, geb. Sorauer (1836–1920). Die Familie war Ende der 1860er Jahre aus Hirschberg in Schlesien (heute: Jelenia Góra in Polen) nach Berlin gekommen. Die Familie Wygodzinski – Max Wygodzinski besaß sieben Geschwister – hatte zu der relativ großen jüdischen Gemeinde der Stadt im Riesengebirge gehört. In den 1920er Jahren gab es dort noch eine Textilfirma gleichen Namens. Max Wygodzinski war in Hirschberg Bankier. Nach der Erinnerung seiner Enkelin Cessy Rosenblüth »floh« er aus dieser »Kleinstadt« nach Berlin, wo er Grundstücke und Häuser kaufte und ein reicher Mann wurde.[3]

Die Familie lebte zuerst im alten Berlin (in der Mohrenstraße und in der Markgrafenstraße) und zog dann Richtung Westen in den vornehmen Tiergarten, in die Nähe des Potsdamer Platzes: Max Wygodzinski kaufte ein Haus in der Potsdamer Straße 131, in dem Martha Wygodzinski ihre Kindheit verbrachte. Theodor Fontane wohnte einige Häuser weiter, heute steht hier die Staatsbibliothek-West. Dann folgten Wohnungen in der Lennéstraße 4, in der Regentenstraße 22 (heute Hitzigallee) und in der Belle-

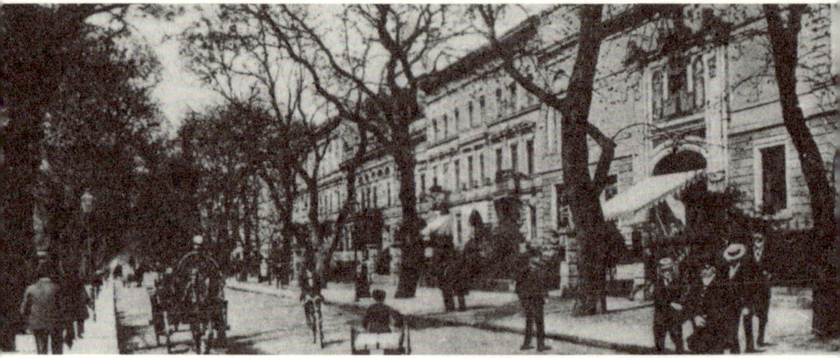

Bellevuestraße, Berlin-Tiergarten um 1900

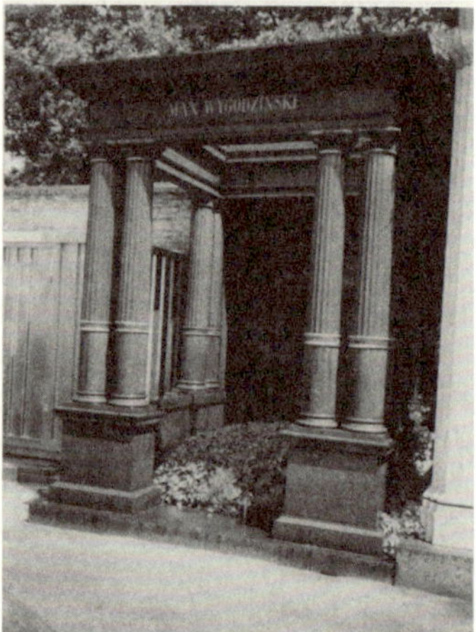

Grab der Eltern,
Jüdischer Friedhof
Berlin-Weissensee

vuestraße 7. Dort lebte Martha Wygodzinski noch Ende des 19. Jahrhunderts bei ihren Eltern, besser: Dies war ihre Heimatadresse als Studentin in der Schweiz.

Die Nachbarn waren Bankiers, Großkaufleute, Industrielle, Verleger, Künstler, hohe Beamte: Das Viertel hieß im Volksmund »Millionärsviertel«. Anfangs war es die Villenkolonie Berlins, in der Lennéstraße hatten die Gebrüder Grimm gewohnt, in der Bellevuestraße Eichendorff und von 1859 bis 1864 Lassalle. Seit 1850 waren »hochherrschaftliche Mietshäuser« entstanden. Hier wohnten Künstler wie Else Lasker-Schüler, Ida Dehmel, Tilla Durieux und Bankiers wie Fürstenberg oder Bleichröder. Im Haus Nr. 8 wohnte zum Beispiel das Ehepaar Moritz und Bertha Manheimer, aus der Familie der Begründer des Berliner Bekleidungsgewerbes. Ende des 19. Jahrhunderts wurden dann große Hotels gebaut, 1888 das Grandhotel Bellevue, 1906 das Esplanade. In die Bellevuestraße zog der Kunst- und Antiquitätenhandel.

Nach dem Auszug aller Kinder zogen die Eltern Wygodzinski in die Brückenallee 4 (heute Bartningallee), in eine 10-Zimmer-Wohnung, 515 qm groß. Nachbar war hier im Haus Nr.3 Leo Arons, der Erfinder der Neonlampe und Finanzier der Sozialistischen Monatshefte, in denen zwei Töchter von Max Wygodzinski später publizieren sollten. Die Mutter lebte dort noch zum Zeitpunkt ihres Todes im Jahr 1920.

Die Eltern Max und Nanny Wygodzinski liegen auf dem Jüdischen Friedhof in Berlin-Weissensee begraben.

Die drei Schwestern von Martha Wygodzinski waren verheiratet:
Die älteste Schwester Paula Wygodzinski (1862–1920, noch in Hirschberg geboren) heiratete bereits verwitwet (der erste Mann war der jüdische Apotheker Dr. Willy Hirsch) den Kunstmaler Professor Heinrich Maass (1860–1930). Das Ehepaar Maass wohnte ebenfalls in der Brückenallee. Heinrich Maass war Christ. Begraben hat er seine Ehefrau bei ihrem ersten Mann auf dem Jüdischen Friedhof in Weissensee. Paula Maass hatte sich am Todestag ihrer Mutter das Leben genommen. – Die Ehe blieb ohne Kinder.
Wally Wygodzinski (1865–1940, ebenfalls noch in Hirschberg geboren) war als Wally Zepler die bekannteste der vier Schwestern und ist trotzdem vergessen. Politisch engagiert und publizistisch tätig, war sie während des Kaiserreichs eine der führenden Berliner Sozialdemokratinnen und als »Revisionistin« eine entschiedene Gegnerin Clara Zetkins. So wurde sie in der DDR und in der Bundesrepublik vergessen. Das heißt, man kennt vielleicht ihre Schriften und Artikel aus den Sozialistischen Monatsheften, ohne von ihrem Leben zu wissen. Verheiratet war Wally Wygodzinski mit dem sozialdemokratischen Frauenarzt und Charlottenburger Stadtverordneten Georg Zepler (1859–1925). Er hatte neben seiner Praxis eine gynäkologische Klinik in der Chausseestraße. Wally Zepler war nach der Erinnerung ihrer Nichte Cessy Rosenblüth durch ihren drogenabhängigen Ehemann ebenfalls süchtig und psychisch krank geworden. So war sie als Politikerin und Autorin »verstummt«. Sie lebte nach dem Tod ihres Ehemannes bei ihrer Schwester Martha Wygodzinski, in einer Berliner

Klinik und nach deren »Auflösung« seit 1939 in Bendorf-Sayn, einer psychiatrischen Klinik für jüdische Patienten in Rheinland-Pfalz, wo sie 1940 starb. Das Ehepaar Zepler hatte eine 1892 geborene Tochter, Nora, die während der NS-Zeit heiratete, nach Frankreich ging und dort 1984 gestorben ist.[4] – Ehemann und Tochter von Wally Zepler publizierten ebenfalls in den Sozialistischen Monatsheften.

Alma Wygodzinski (1871–1934), die jüngste der vier Schwestern, war mit dem Rechtsanwalt Isidor Dzialoszinski, Syndikus beim Warenhausunternehmen Tietz, verheiratet. Sie war Vorsitzende der Ortsgruppe Grunewald des »Preußischen Verein für Frauenstimmrecht«, ein Verband des radikalen Flügels der bürgerlichen Frauenbewegung. Das wohlhabende Ehepaar wohnte während der Weimarer Republik und zu Beginn der NS-Diktatur in einer Villa in Berlin-Dahlem, in der Thielallee. Alma Dzialoszinski starb ein Jahr vor ihrem Mann. Die Kinder, ein Sohn (Ernst) und eine Tochter (Cessy), lebten während der NS-Diktatur bereits in Palästina. Cessy, die 1898 geborene Tochter von Alma, war als Zionistin Mitte der 1920er Jahre mit ihrem Ehemann Felix Rosenblüth, einem Vetter des späteren israelischen Justizministers Pinchas Rosen, nach Palästina gegangen. Dort hat sie als Sozialarbeiterin gearbeitet, Sozialarbeiter ausgebildet und seit den 1950er Jahren im Kibbuz Ginegar gelebt. In ihrer Autobiographie »Von Berlin nach Ginegar« (bisher nur Hebräisch erschienen) schildert sie ihre Kindheit und Jugend in Berlin. Über ihre Tante Martha Wygodzinski schreibt sie: »*Ich war ihr sehr verbunden und ihre Persönlichkeit hat auf meine Berufswahl Einfluss gehabt.*«[5]

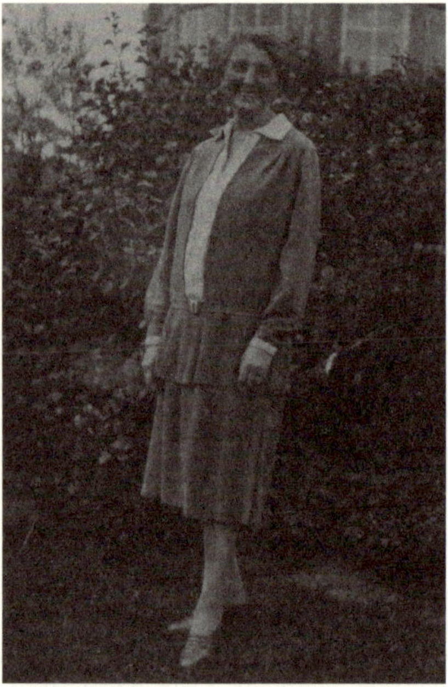

Die Schwester Alma vor dem Haus Thielallee 14

Martha Wygodzinski lebte also in einer Umgebung, in der sich Besitz, Bildung und Kunst, aber auch das politische Engagement in einer Arbeiterpartei trafen. »Wohltätigkeit« war in diesem Milieu selbstverständlich. Keineswegs selbstverständlich war die Berufstätigkeit der Töchter. Und noch seltener war die Mitgliedschaft in der Sozialdemokratischen Partei. Max Wygodzinski (unter dem Einfluss der Ehefrau, der Töchter?) unterstützte die Frauen(bewegung): 1902 schenkte er dem Verein »Israelitisches Lehrerinnenheim zu

Berlin« ein Grundstück in Lichterfelde, Karlstraße 112a (heute Baseler Straße 13) und 78 500 Mark für den Bau eines Heimes. 1903 wurde das Heim eröffnet. Nach der Bauzeichnung stand auf der Giebelfront unter dem Davidstern: Max & Nanny Wygodzinsky Stiftung, Israelitisches Lehrerinnenheim. – Das Haus gehört heute der Jüdischen Gemeinde zu Berlin. Die Inschrift existiert nicht mehr, aber im Inneren des Hauses erinnert eine Gedenktafel an den Stifter.
Nanny Wygodzinski stiftete dem Baruch-Auerbachschen Waisenhaus in der Schönhauser Allee 162 nach dem Tod ihres Ehemannes 20 000 Mark zur Begründung einer »Max Wygodzinski-Stiftung«.

Studium in der Schweiz

Es ist nicht bekannt, warum Martha Wygodzinski Medizin studiert hat – es könnten die (wenigen) Vorbilder aus der Frauenbewegung, es könnte das Beispiel des Schwagers Georg Zepler gewesen sein: aber dies ist Spekulation.
In Preußen waren die Universitäten den Frauen vor 1908 – bis auf einige Ausnahmegenehmigungen – verschlossen.
Das »Frauenstudium« und hier insbesondere das Medizinstudium der Frau, das hieß konkret: die Vorstellung von Medizinstudentinnen in Hörsaal und Anatomiekursus, war für die meisten Männer unerträglich. »Weibliche Ärzte« – denn von »Ärztinnen« war noch nicht die Rede – schienen im Deutschen Kaiserreich ein Skandal. Insbesondere die Professoren der Medizin fürchteten um die allgemeine Moral und die Nerven der Frauen, sollten diese zum Studium zugelassen werden oder approbiert werden.

Die Frauenbewegung wünschte sich Gynäkologinnen. Aber auch hier fehlte es den Frauen angeblich an genügend »Körperkraft« und »Härte«. In den Reichstagsdebatten der 1890er Jahre hatten sich die Politiker fortschrittlicher gezeigt als die Mediziner, die die weibliche Konkurrenz fürchten mussten. August Bebel, der in seinem Buch »Die Frau und der Sozialismus« auch »weibliche Ärzte« gefordert hatte, beklagte 1894 im Reichstag, *»daß Deutschland in dieser Frage hinter allen europäischen Kulturstaaten, ich glaube sogar der ganzen Welt zurücksteht«*.[6]
Auch der Antisemitismus äußerte sich in diesem Zusammenhang ganz unverhohlen. Im Frühjahr 1899 konnte man »zum Frauenstudium« in der »Deutschen Zeitung« lesen:
»Gewinnen würden nur die Jüdinnen, die des Erwerbs nicht einmal so dringend bedürfen, da sie sich zum großen Teile in guten Vermögensverhältnissen befinden (...). Die Führer der Sozialdemokratie sind zu einem beträchtlichen Teile Juden aus dem Gelehrtenstande. Und da sie mit den Eigentümlichkeiten ihrer Rasse behaftet sind, so würden die gelehrten Jüdinnen sicherlich ebenfalls Einfluß in der Sozialdemokratie zu gewinnen suchen. Dieser Einfluß wäre wohl der verderblichste, da er unmittelbar auf die deutsche Frau und deren Familie wirkte. Ließe daher die Regierung die Frauen zu den Prüfungen in den gelehrten Berufen zu, so nährte sie höchstwahrscheinlich die Schlange am eigenen Busen.«[7]
Inzwischen gingen immer mehr junge Frauen zum Studium in die Schweiz: *»Von dort aber kamen alarmierende Nachrichten; in gehässiger Weise wurden einzelne Vorkommnisse verallgemeinert, die den Schein erweckten, daß unter*

den studierenden Frauen die schlimmste sittliche Zügellosigkeit herrsche, so daß man alle Eltern nur warnen könne, ihre Töchter in dieses Sodom und Gomorrha ziehen zu lassen.«[8]
Die »Töchter« und die Frauen der Frauenbewegung berichteten das Gegenteil: *»Im Gegensatz zu dem fröhlichen, sorgenlosen, kameradschaftlichen Studentenleben führen die Studentinnen ein wahrhaft klösterliches Leben unter strengster Klausur aus Sorge vor schlimmer Nachrede.«*[9]
Die erste deutsche Studentin war bereits 1870 zum Medizinstudium nach Zürich gekommen: Emilie Lehmus (1841–1932). Ein Jahr später hatte Franziska Tiburtius (1843–1927) dort ihr Studium begonnen. Nach Deutschland zurückgekehrt, hatten diese Ärztinnen – die so genannte »erste Generation« – zwar eine Privatpraxis eröffnen, allerdings anfangs keine Rezepte oder gar Totenscheine ausstellen können. Zu den bekannten Frauen der »zweiten Generation«, die in den 1890er Jahren in Zürich Medizin studierten, gehörte Agnes Hacker (1860–1909). Sie kam 1898 nach Staatsexamen und Promotion nach Berlin.
Auch Martha Wygodzinski studierte in der Schweiz. Im September 1893 bestand sie in Zürich die »Matura«, die Reifeprüfung, und immatrikulierte sich das erste Mal an der dortigen Universität. Sie wohnte im Bezirk Fluntern (in der Platten- und in der Huttenstraße) nahe der Universität, wo »ein buntes internationales Völkchen«, die Studentinnen und Studenten vieler Nationalitäten »Haus an Haus« logierte. In der Plattenstraße war Frau Professor Ryssel ihre Wirtin, die Ehefrau eines Professors für Orientalistik. Der Fußweg zur Universität dauerte nur drei Minuten. Zur gleichen Zeit studierten Hermine Edenhuizen (1872–1955), mit

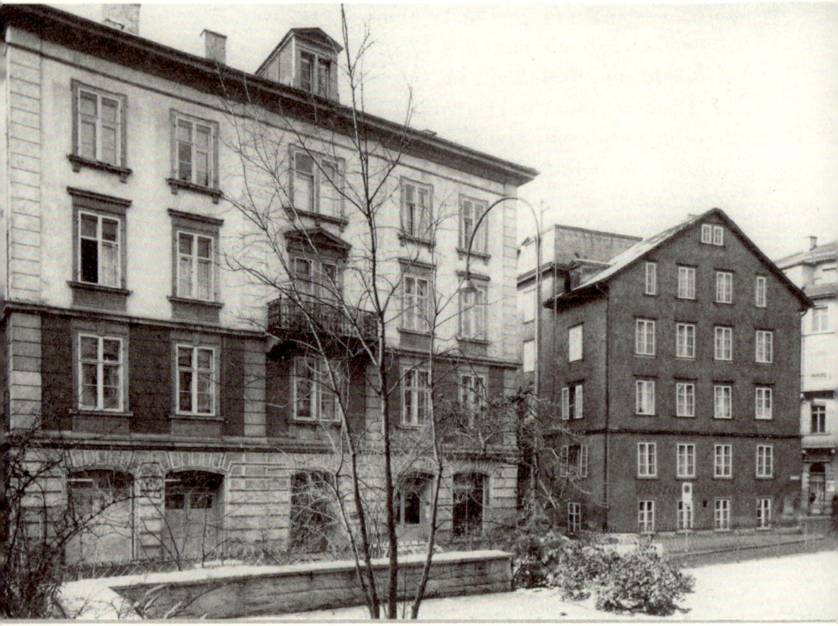

Plattenstraße 32 in Zürich, Bezirk Fluntern

Aus dem
pathologisch-anatomischen Institut der Universität Zürich.

BEITRAG
zur
Histologie des „malignen Deciduoms“.

Inaugural-Dissertation
zur
Erlangung der Doktorwürde
der
hohen medizinischen Fakultät
der
Universität Zürich
vorgelegt von
Martha Wygodzinski
med. pract. aus Berlin.

Genehmigt auf Antrag von Herrn Professor Dr. H. Ribbert.

BERLIN W.
Druck von J. S. PREUSS, Leipzigerstr. 81/82.
1898.

Titelseite der Dissertation 1898

der Martha Wygodzinski später kurze Zeit zusammen arbeiten sollte, und Frida Busch (1868–1961) in Zürich Medizin. Auch sie wohnten in der Plattenstraße.
Im Jahr 1898 bestand Martha Wygodzinski in Zürich ihr Staatsexamen und kehrte dann nach Deutschland zurück. Ihre 1898 in Berlin gedruckte Dissertation war ein »Beitrag zur Histologie des ›malignen Deciduoms‹«, d.h. eines Tumors in der Gebärmutterschleimhaut, also ein Thema aus der Frauenheilkunde.

Beginn der Berufstätigkeit

Die Eröffnung einer eigenen Praxis aber war noch immer eine rechtlich unsichere und von den ärztlichen Standesorganisationen bekämpfte Angelegenheit. Zwar beschloss der Bundesrat im April 1899 die Zulassung von Frauen zu den Staatsexamina und damit die Voraussetzung zur Approbation, aber dies galt nicht für die im Ausland ausgebildeten und approbierten Ärztinnen. Die betroffenen Frauen taten sich daraufhin zusammen und wehrten sich. Sie richteten eine Petition an den Bundesrat, um die Anerkennung ihrer Examina ohne eine erneute Prüfung zu erreichen – eine Ausnahme, da die »*vom Bundesrath erbetene besondere Vergünstigung nur einer kleinen Anzahl weiblicher Aerzte (ca. 13) zu gute kommen und ohne bindende Consequenzen für weitere Kreise sein würde*«.[10]
Martha Wygodzinski gehörte zu den acht Berliner Unterzeichnerinnen der Petition. Sie war um die Jahrhundertwende die einzige Frau, die sich in der Approbationsfrage auch öffentlich engagierte und sich im Februar 1900 auf

einer Versammlung des radikal-bürgerlichen »Verein für Frauenstudium« zu Wort meldete. Die Ärztinnen fürchteten die männlichen Kollegen, auch Martha Wygodzinski. Sie schrieb zur gleichen Zeit im »Centralblatt des Bundes Deutscher Frauenvereine«, dem Organ der gemäßigten bürgerlichen Frauenbewegung:

»Lasst uns mit aller Energie für die Erlangung der Approbation kämpfen, die wir notwendig brauchen, uns aber im übrigen so verhalten, daß wir möglichst wenig die unliebsame Aufmerksamkeit besonders der maßgebenden ärztlichen Kreise auf uns lenken.«[11]

Aber die Frauen konnten sich trotz »aller Energie« nicht durchsetzen, und die Hälfte der Unterzeichnerinnen entschloss sich, von neuem zu lernen und die deutschen Prüfungen nachzuholen. Martha Wygodzinski ging an die Universität in Halle an der Saale. – Auch in Halle trafen die Studentinnen auf Ablehnung: Die Zimmerwirtinnen nahmen ungern »studierende Frauen« auf. Die Mitstudenten der klinischen Semester protestierten schließlich im März 1902:

»In den Stätten ehrlichen Strebens ist mit den Frauen der Zynismus eingezogen, und Szenen, für Lehrer und Schüler wie für die Patienten in gleichem Maße anstoßerregend, sind an der Tagesordnung. Hier wird die Emanzipation der Frau zur Kalamität, hier gerät sie mit der Sittlichkeit in Konflikt, und deshalb muß hier ein Riegel vorgeschoben werden.«[12]

Martha Wygodzinski absolvierte trotz aller Schwierigkeiten 1901 in Halle ihr Staatsexamen. Am 15. 1. 1902 folgte die ersehnte und dringend notwendige Approbation. Im gleichen Jahr bekam sie in Berlin eine Stelle als (unbezahlte) Volontärärztin am Krankenhaus am Urban. Unter den »Mit-

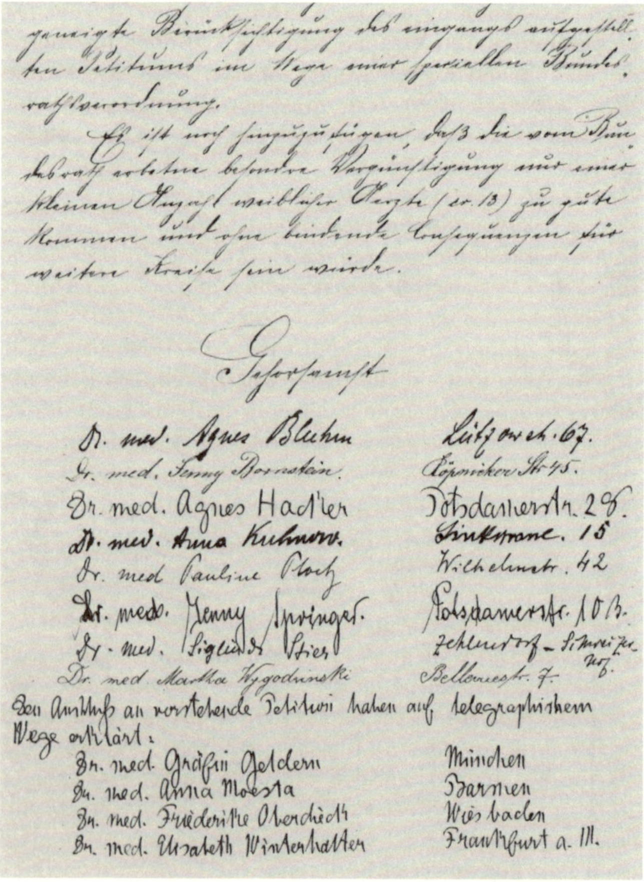

geneigte Berücksichtigung des eingangs aufgestellten Petitums im Wege einer speziellen Bundesrathsverordnung.

Es ist noch hinzuzufügen, daß die vom Bundesrath erbetene besondere Vergünstigung nur einer kleinen Anzahl weiblicher Aerzte (ca. 13) zu gute kommen und ohne bindende Consequenzen für weitere Kreise sein würde.

Gehorsamst

Dr. med. Agnes Bluhm Lützowstr. 67.
Dr. med. Jenny Bornstein Köpenicker Str. 45.
Dr. med. Agnes Hacker Potsdamerstr. 28.
Dr. med. Anna Kuhnow. Linkstrasse. 15
Dr. med. Pauline Ploetz Wilhelmstr. 42
Dr. med. Jenny Springer. Potsdamerstr. 10B.
Dr. med. Sieglinde Stier Zehlendorf – Schweizerhof.
Dr. med. Martha Wygodzinski Bellevuestr. 7.

Den Anschluß an vorstehende Petition haben auf telegraphischem Wege erklärt:

Dr. med. Gräfin Geldern München
Dr. med. Anna Moesta Barmen
Dr. med. Friederike Oberdieck Wiesbaden
Dr. med. Elisabeth Winterhalter Frankfurt a. M.

Unterschriften unter der Petition vom März 1900

teilungen« des »Centralblatt des Bundes Deutscher Frauenvereine« fand sich am 15. 3. 1902 die Notiz: »*Frl. Dr. med. Martha Wygodzinski, die vor kurzem in Berlin ihr Physikum bestand, hat jetzt in Halle die deutsche ärztliche Approbation erlangt. Frl. Dr. W. arbeitet im städtischen Krankenhause am Urban unter Professor A. Fränkel und gedenkt dann im Norden Berlins eine Klinik einzurichten, die sich in völlig uneigennütziger Weise armen Kranken widmen soll.*«[13]
Helenefriderike Stelzner und Martha Wygodzinski waren die ersten Ärztinnen an diesem Krankenhaus, das durch die Stiftung einer Frau, Eleonore Wilhelmine Ottilie Beschort, gebaut werden konnte – und dessen erste Patientin 1890 ein lungenkrankes Dienstmädchen gewesen war. Professor

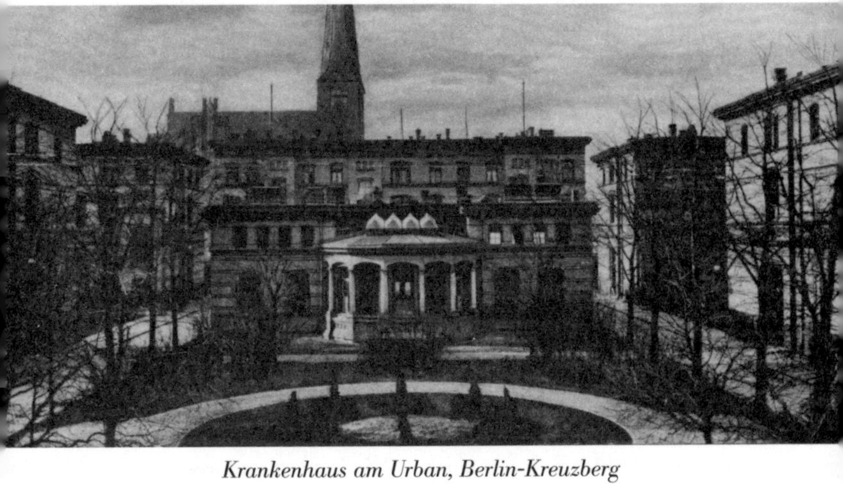

Krankenhaus am Urban, Berlin-Kreuzberg

Albert Fraenkel, einer der beiden Krankenhausdirektoren und Leiter der Inneren Abteilung, schrieb Martha Wygodzinski ein »sehr gutes Attest«.
Die wichtige Mitgliedschaft in medizinischen Vereinen, in denen die Männer ihre informellen Netze spannen, war den Frauen viele Jahre verwehrt. Auch hier war Martha Wygodzinski – obwohl vorsichtig agierend und erst auf die Approbation wartend – eine der Pionierinnen: Im Februar 1902 wurde sie als erste Frau in die »Berliner Medizinische Gesellschaft« aufgenommen.
Begonnen hatten die Versuche der Frauen bereits 1899. Der sozialdemokratische Kollege Ignaz Zadek schrieb im Februar 1900 in den Sozialistischen Monatsheften zum Thema »Die Berliner Medicinische Gesellschaft und die weiblichen Aerzte«: *»Es war in den ersten Tagen des Jahres 1899. In der Aufnahmecommission der Berliner Medicinischen Gesellschaft ging es erregt zu. Etwas Entsetzliches war geschehen: ein femininum generis hatte sich zur Aufnahme in die Gesellschaft gemeldet. Die 18 würdigen Herren der Commission, lauter Sanitätsräte oder Geheime Sanitätsräte, Medicinalräte oder Geheime Medicinalräte und Professoren, steckten die Köpfe zusammen und beratschlagten, was in dieser schwierigen Lage zu machen sei. Dass dem Gesuch gewillfahrt werden könne, war natürlich von vornherein ausgeschlossen.«*[14]
Ende des Jahres 1902 gehörte Martha Wygodzinski gemeinsam mit Else von der Leyen (1874–1908), die vor 100 Jahren bei einem Hochbahnunglück am Berliner Gleisdreieck ihr Leben verlor, und Irma Klausner-Cronheim (1874–1959) zu den drei ersten weiblichen Mitgliedern im Berliner »Verein der freigewählten Kassenärzte«. Die beiden anderen Frauen

hatten bereits ihre gesamte Ausbildung in Deutschland absolviert. (Der 1891 gegründete Verein sollte einer möglichst großen Anzahl von Ärzten die Tätigkeit als Kassenarzt erlauben.) 1902 wurde Martha Wygodzinski ebenfalls Mitglied im »Verein für Innere Medizin und Kinderkrankheiten in Berlin«. Als Kassenärztin vertrat Martha Wygodzinski die Interessen dieser Gruppe, obwohl sie sich dadurch von Seiten der Sozialdemokraten den Vorwurf gefallen lassen musste, kein »Arbeiterfreund« zu sein. Sie persönlich war wohlhabend und ohne finanzielle Sorgen. Im »Vorwärts« vom 18. September 1902 schrieb sie zum Thema »Krankenkasse und Aerzte«: »*Meiner Meinung nach sollte jeder Socialist, der nicht nur das Wort, sondern auch den Sinn verstanden hat, die Berechtigung und Notwendigkeit der Organisation ebenso wohl für die Bildungsproletarier – in erster Linie also für die Aerzte – wie für die Proletarier der körperlichen Arbeit anerkennen, und sollte diese Organisation auch achten (...). Wer den Kassenarzt materiell zu einem Arzt zweiten Grades herabdrückt, macht die kranken Kassenmitglieder ebenfalls zu Kranken zweiten Grades.*«[15]

Praxis im Arbeiterviertel

Seit 1903 findet sich Dr. med. Wygodzinski als Ärztin mit eigener Anschrift im Berliner Adressbuch, das heißt: Sie hat 1902 mit der Arbeit als niedergelassene Ärztin begonnen.
So begann Martha Wygodzinski zu Anfang des neuen Jahrhunderts mit dem Leben als »Armenärztin«, ähnlich wie ihr bekannter Kollege und Parteifreund Karl Kollwitz, der in demselben Bezirk in der Weißenburger Straße (heute: Koll-

witzstraße), seine Praxis hatte: in der Erinnerung ihrer Nichte Nora Zepler von den Patientinnen und Patienten der »Engel der Armen« genannt, in der Erinnerung von Edith Schlesinger-Ahlfeld, Mithäftling in Theresienstadt, der »Engel des Nordens«.[16]

Zuerst lebte und arbeitete sie in der Schönhauser Allee: 1902 im Haus Nr. 9.9a neben einer der vielen Brauereien in dieser Gegend, dann gegenüber in der zweiten Etage des Hauses Nr. 188 (an der Ecke zur damaligen Lothringer Straße, heute Torstraße): In der Bauakte findet sich im Mai 1910 die Bitte der Mieter, auch der Ärztin, den Fahrstuhl selbst fahren zu dürfen. (Dies war die einzige »Spur«.) Von 1912 bis Herbst 1931 befanden sich Praxis und Wohnung am Monbijouplatz 10.

Aufgewachsen im vornehmen Tiergarten, arbeitete Martha Wygodzinski nun am Rande eines Arbeiterviertels (Prenzlauer Berg), aber auch am Rande des so genannten Berliner Scheunenviertels. Die drei Häuser in der Nähe des Schönhauser Tores und am Monbijouplatz befanden sich im Zentrum jüdischer Institutionen – Synagogen, Schulen, Vereine, Theater, Friedhöfe, sozialer Institutionen. In der Schönhauser Allee waren – neben Brauereien und Biergärten – der Jüdische Friedhof, Nr. 23-25, das Jüdische Altersheim, Nr. 22, das Auerbachsche Waisenhaus, Nr. 162. Die Nachbarn waren nun Arbeiter, kleine Handwerker, die eingewanderten »Ostjuden«. – Nur selten wurden sie so berühmt wie Ernst Lubitsch*, der zu dieser Zeit in der Schönhauser Allee 183 aufwuchs und auf dem Weg zur Schule an dem Mietshaus

* Siehe auch »Jüdische Miniaturen« Band 5

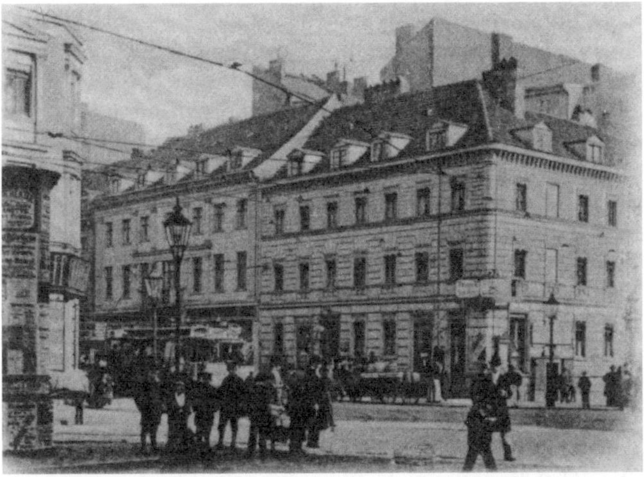

Schönhausertor: Ecke Schönhauser Allee/Lothringer Straße, Berlin-Mitte

vorbeigekommen sein muss, in dem Martha Wygodzinski ihre Praxis hatte, oder auch Alexander Granach.
Der Schauspieler Alexander Granach (1893–1945), der 1908 aus Galizien nach Berlin kam und anfangs als Bäcker arbeitete, erinnert sich an den Weg vom Arbeitsnachweis der Gewerkschaft am Engelufer zu einer jüdischen Bäckerei in der Grenadierstraße: »*Man erklärte mir, wie ich in das Scheunenviertel käme, und plötzlich war ich mitten in Berlin in einer Gegend wie Lemberg. Lothringer Straße* (die heutige Torstraße)*, Schönhauser Tor stieg ich aus. Grenadier-, Dragoner-, Mulackstraße, Ritterstraße, Schendelgasse – da gab es noch keinen Bülowplatz, keine Volksbühne. Kleine, enge, fin-*

stere Gässchen mit Obst- und Gemüseständen an den Ecken. (...) Viele Läden, Restaurants, Eier-, Butter-, Milchgeschäfte, Bäckereien mit der Aufschrift ›Koscher‹. Juden gingen umher, gekleidet wie in Galizien, Rumänien und Russland. Die keine Geschäfte hatten, handelten mit Bildern und Möbeln auf Abzahlung. Man ging hausieren mit Tischtüchern, Handtüchern, Hosenträgern, Schnürsenkeln, Kragenknöpfen, Strümpfen und Damenwäsche. Andere wieder gingen von Haus zu Haus, alte Kleider kaufen, die dann Großhändler aufkauften und an die alte Heimat lieferten. Die meisten aber in dieser Gegend waren Arbeiter und Arbeiterinnen, die in den Zigarettenfabriken Manoli, Garbaty oder Muratti beschäftigt waren. (...) Mein Freund und ich mieteten uns eine Schlafstelle in der Lothringer Straße am Schönhauser Tor, wo wir acht Schlafburschen in einem Zimmer schliefen.« [17]

Das Haus Monbijouplatz 10 an der Ecke Überfahrtsgasse, – in dem Martha Wygodzinski zwanzig Jahre praktizierte, war ein großes Mietshaus mit mehreren Höfen, gebaut in den Jahren zwischen 1902 und 1905 von dem Architekten Walter Hentschel anstelle des alten Ollmannschen Schulhauses. In diesem Haus waren Ende des Kaiserreichs und in der Weimarer Republik eine ganze Reihe von jüdischen Organisationen beheimatet. Ab 1919 hatte die Gemeinde Adass Jisroel hier provisorische Schulräume. Zu den Mietern gehörten in den 1920er Jahren die Geschäftsstelle des »Jüdischen Frauenbundes«, ein jüdisches Arbeitsamt, die Geschäftsstelle der »Jüdischen Volkspartei« und die Landeszentrale der »Zionistischen Föderation Misrachi«. Es gab aber auch ein Polizeirevier, Rechtsanwälte, Ärzte und Firmen wie die Weinfirma Lutter.

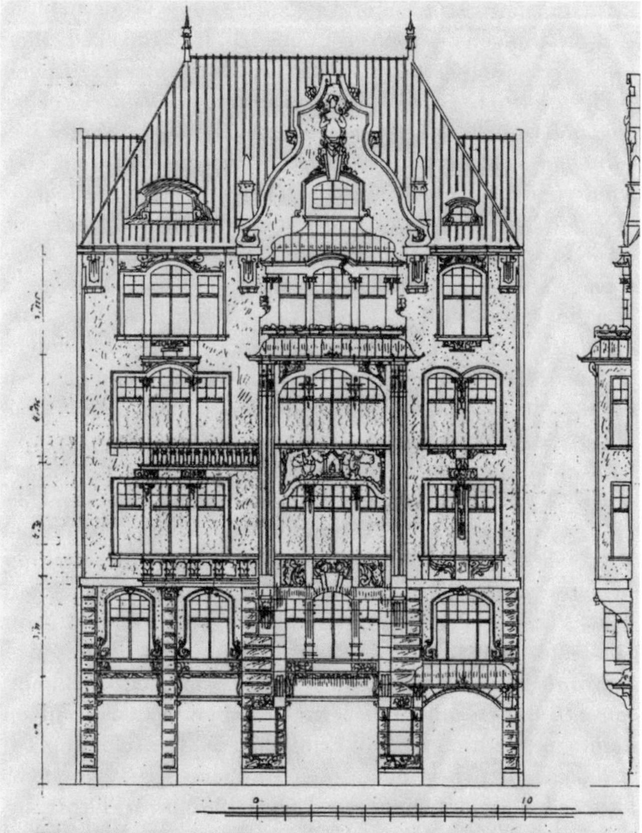

Wohnhausfassade in Berlin,
Monbijouplatz 10

Architekt Walter Hentschel,
Berlin

Monbijouplatz 10, Berlin-Mitte

Das Jüdische Arbeitsamt verkaufte die Karten für die Veranstaltungen des 1916 eröffneten »Jüdischen Volksheims« in der Dragonerstraße, über das Gustav Landauer an seine Tochter schrieb: *»Es sollen da Studenten, Kaufleute, Arbeiter beiderlei Geschlechts zusammenkommen, zu belehrenden Gesprächen und Vorlesungen; Mütter werden beraten, ein Kinderhort ist da, und zwei Stuben werden als Werkstätten für Tischlerei usw. eingerichtet, was gerade für die Juden, die aus dem Osten kommen und oft nichts als Hausieren und dergleichen gelernt haben, sehr wertvoll ist.«*[18]

Martha Wygodzinskis Nichte Cessy, von der Tante, »die mich geliebt hat«, gedrängt, das Haus zu verlassen, besuchte das Volksheim und lernte dort die zionistische Jugend kennen. Im Gegensatz zu Landauer fürchtete Mutter Alma die Rückkehr »ins Ghetto«.[19]

In der Nähe war nicht nur das Schloss Monbijou, sondern seit 1895 auch der Zirkus Busch in einem festen Haus. Hier fanden viele politische Versammlungen statt, so auch am 10. November 1918 die Vollversammlung der Berliner Arbeiter- und Soldatenräte mit 3000 Delegierten, auch aus der SPD, der Partei von Martha Wygodzinski und ihrer Schwester Wally Zepler.

Von ihrer alltäglichen ärztlichen Praxis ist nichts bekannt: Sprechstunden und Hausbesuche haben in den Archiven keine Spuren hinterlassen. Es bleiben die feststellbaren Tätigkeiten: die Arbeit als Kassenärztin bei der »Ortskrankenkasse der Gastwirte« und seit August 1902 beim »Kaufmännischen und gewerblichen Hilfsverein für weibliche Angestellte«. – Dieser Verein war 1889 in Berlin gegründet worden und bot Kontoristinnen und Verkäuferinnen Weiterbildung,

Stellennachweis und Rechtshilfe an. Minna Cauer vom radikalen Flügel der bürgerlichen Frauenbewegung gehörte zu den Mitbegründerinnen. Im Vorstand waren Frauen und Männer, Arbeitgeber und Arbeitnehmerinnen. 1892 hatte die Selbsthilfeorganisation eine eigene Krankenkasse gegründet. Zu den Ärztinnen, die für diesen Verein arbeiteten, gehörte auch Emilie Lehmus, die erste Berliner Ärztin.

Frauenkrankenhaus und Mütterheim

Martha Wygodzinski engagierte sich immer wieder für die arbeitenden Frauen – die Arbeiterfrauen, die Dienstmädchen, die ledigen Mütter – und immer in ihrem Beruf als Ärztin. So gehörte sie auch zu den ersten Mitgliedern der Ende 1908 in Berlin gegründeten «Vereinigung weiblicher Ärzte – zur Gründung und Erhaltung eines Frauenkrankenhauses in Groß-Berlin». Das neue Reichsvereinsgesetz erlaubte den Frauen die Gründung, bis auf eine traten die Berliner Ärztinnen der »Vereinigung« bei. Vorbild für dieses Projekt waren Frauenkliniken in den USA und in England. Allein «durch Frauenhand» wollten die Ärztinnen in Berlin ein Frauenkrankenhaus aufbauen, das sich besonders um die Armen unter den Patientinnen kümmern sollte. Im Frühjahr 1911 eröffnete Martha Wygodzinski gemeinsam mit der Ärztin Hermine Edenhuizen die neue »Poliklinik für Frauen« in der Alexanderstraße 8. – Hier ist nun der »Stolperstein« zu finden. – Hermine (Heusler)-Edenhuizen, bereits als Mitstudentin in Zürich erwähnt, hat ihre »Lebenserinnerungen der ersten deutschen Frauenärztin« unter dem Titel »Du musst es wagen« veröffentlicht.[20]

Martha Wygodzinski taucht in diesen Erinnerungen nicht auf.
Die Poliklinik war in einer kleinen Zweizimmerwohnung im Hinterhaus. Martha Wygodzinski arbeitete dort bis zum Mai 1912. Die Ärztinnen trugen die Kosten von Heizung, Licht und oft wohl auch der Behandlung. Allein für die angestellte Hilfskraft hatten die Patientinnen zehn Pfennig zu entrichten. Über die Patientinnen schreibt Hermine Edenhuizen: *»Vor allen Dingen hatten die Frauen aus dem Volke nicht den Glauben, daß nur der Mann Gutes leisten könne, wie ihn die Frauen der oberen Gesellschaftskreise damals hegten. Die Arbeiterfrau sieht ihren Mann auf gleicher Ebene mit sich arbeiten und bemerkt dabei seine Vorzüge und Schwächen, schätzt ihn deshalb richtig ein, während die Frau der gehobenen Kreise zu dieser Zeit den Mann noch blind als Autorität nahm. (...) Tatsächlich haben wir Ärztinnen alle die Erfahrung gemacht, daß wir aus gehobenen Kreisen zur Hauptsache von Frauen konsultiert wurden, die beruflich tätig waren. Die anderen gingen zu Männern.«*[21]
Martha Wygodzinski verließ die Poliklinik nach einem Jahr. Sie hatte ihren bereits am Krankenhaus am Urban geäußerten Wunsch in die Tat umgesetzt und in Berlin-Pankow ein Heim für ledige Mütter und ihre Neugeborenen in eigene «Regie» übernommen.

In Pankow

In den Geschäftsberichten für 1911/12 und 1912/13 der Ortsgruppe Berlin des Frauenvereins »Deutscher Bund für Mutterschutz«, einem von Helene Stöcker gegründeten radikalen Verein der bürgerlichen Frauenbewegung, bedankte sich der Verein auch bei Dr. Wygodzinski »für ihre Bemühungen« für die ledigen Schwangeren und Mütter. Sie hatte den Hilfe Suchenden in ihrem Heim in Pankow, Neue Schönholzer Straße 13, »Freistellen« gewährt. Im Verzeichnis der Wohlfahrtseinrichtungen von Groß-Berlin (Nachtrag April 1913) findet sich hierzu folgender Eintrag:

»Mütterhospiz Pankow, Neue Schönholzerstraße 13
Inhaberin und Leiterin Fräulein Dr. med. Wygodzinski
Zweck: Aufnahme von obdachlosen Schwangeren und Müttern mit ihren Kindern gegen geringes Entgelt, falls nötig unentgeltlich.«[22]

Ihre Nichte Nora Zepler erinnert sich im Jahr 1967: *»Meine Tante Dr. Martha Wygodzinski hat viele Jahre lang aus eigenen Mitteln ein Heim für uneheliche Mütter unterhalten, in dem diese mit ihren Kindern wohnen konnten, und wo geschultes Personal sich um die Kinder kümmerte, sodaß die Mütter tagsüber ihrer Arbeit nachgehen konnten. Soviel ich weiß, lag dieses Heim in einer Villa (mit Garten?) in einem Vorort von Berlin. Leider weiß ich jedoch die Adresse des Heims nicht, und alle Personen, die dafür hätten Auskunft erteilen können, sind tot oder unbekannt verzogen. Wenn ich mich recht erinnere, zahlten die Insassen des Heims einen bescheidenen Pensionspreis, der ihren Einnahmen entsprach. Im übrigen wurden die gesamten Kosten von meiner Tante bestritten (...).«*[23] Hier werden in der Erinnerung wohl zwei Orte zu einem einzigen. Zuerst das Haus in der Neuen Schönholzer Straße: Als Mieter findet sich im Berliner Adressbuch hier auch die 1910 gegründete Deutsche Gesellschaft für Mutter- und Kindesrecht. Dieser Verein war

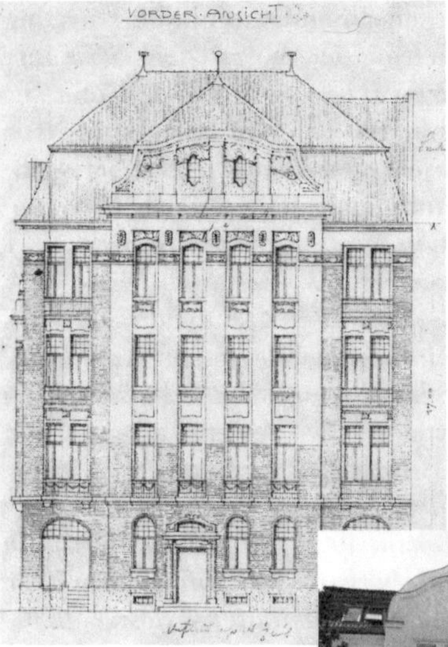

Neue Schönholzer Straße 13, Berlin-Pankow, Bauzeichnung

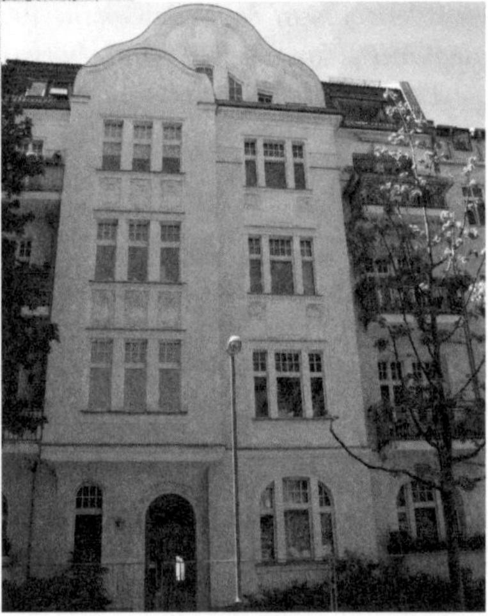

Neue Schönholzer Straße 13 heute

ursprünglich Träger des Heims gewesen und hatte es Martha Wygodzinski nach einigen Monaten im Frühjahr 1911 »überlassen«: *»Im März 1911 erklärte sich Fräulein Dr. med. Martha Wygodzinski bereit, unter Rückerstattung der bis dahin aufgewandten Kosten dieses Heim in eigener Regie unter dem Namen ›Mütterhospiz, begründet von der Deutschen Gesellschaft für Mutter- und Kindesrecht‹, weiter zu führen und auszugestalten.«*[24]

Adele Schreiber-Krieger, die Gründerin, hatte den Bund für Mutterschutz nach heftigen Auseinandersetzungen verlassen. Die Charlottenburger Sozialdemokratin, Ehefrau eines Arztes wohnte nicht weit von der Schwester Wally, mit der sie ebenfalls gemeinsam arbeitete – sie hielten zum Beispiel 1903/1904 einen Vortrag bei den »Gruppen für soziale Hilfsarbeit« von Alice Salomon, 1908 Gründerin der heute nach ihr benannten Fachhochschule für Soziale Arbeit in Berlin-Hellersdorf. Sie kannte auch die Schwester Alma durch die gemeinsame Arbeit für den »Mutterschutz« und als »Spenderin« für den neuen Verein – für den der Ehemann der dritten Schwester von Martha Wygodzinski, Heinrich Maass, ein Werbeplakat zeichnete.

Die Hilfe suchenden Frauen – meist ledig – waren in der Mehrzahl Dienstmädchen, Arbeiterinnen, Schneiderinnen oder ohne Beruf. Aber es waren auch einige Lehrerinnen darunter: Die bürgerlichen Frauen waren oftmals aus anderen Städten in die anonyme Großstadt gekommen. Martha Wygodzinski stellte dem Verein weiterhin »Freibetten« zur Verfügung. Eine »Fall«geschichte, wie sie auch von ihr hätte geschildert werden können: *»Ein Dienstmädchen wurde von einer Prostituierten auf die Tätigkeit unseres Vereins auf-*

merksam gemacht. Sie erwartet das zweite Kind, das erste ist bei ihren Angehörigen untergebracht. Von dem Vater des letzten Kindes ist nichts zu erwarten, er ist unbekannten Aufenthaltes, zieht mit einem Karussel auf die Märkte. Wir vermittelten ärztliche Behandlung, Aufnahme der Schwangeren in unser Heim und unentgeltliche Entbindung. Nach der Entlassung nahmen wir die Mutter neuerdings in unser Heim auf, sie holte ihr Kind und stillte es.«[25]

Die Neue Schönholzer Straße ist nicht weit entfernt von der Breiten Straße in Pankow. Hier, in der Nummer 46, war seit 1914 ebenfalls ein »Mütterhospiz«. Vorläufer war die »Haushaltungsschule Mädchenglück« von Anna Meyer-Liepmann, einer Frau, die dem «Bund für Mutterschutz» verbunden war und die auch für die Klinik weiblicher Ärzte spendete. Dieses Heim könnte Nora Zepler gemeint haben. Es soll viele Jahre von Martha Wygodzinski als Medizinerin betreut worden, eigentlich »ihr« Heim gewesen sein. Übernommen wurde es nach dem Ende des Kaiserreichs von dem »Verein Mutter und Kind«. Verwalter und Geschäftsführer war ein Berufsvormund, Vorsitzender war Mitte der 1920er Jahre der Obermagistratsrat Schoenberner, im Ersten Weltkrieg Direktor des Vormundschaftsamtes der Stadt Berlin. Das Heim wurde 1926 von der »Genossenschaft der Schwestern von der Heiligen Hildegard« übernommen und dann von der Caritas gekauft. Im April 1928 fand die Einweihungsfeier von »Frauenklinik und Entbindungsanstalt Maria Heimsuchung« in Gegenwart des Berliner Bischofs statt. Heute befindet sich hier die Caritas-Klinik Pankow, die 2003 ihr 75-jähriges Jubiläum an dieser Stelle begangen hat.[26]

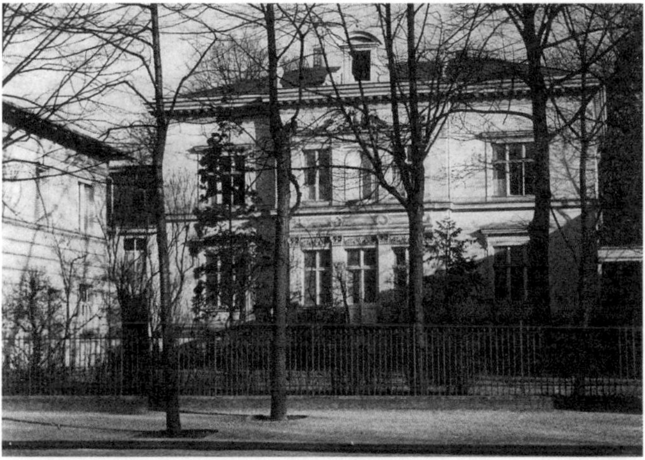

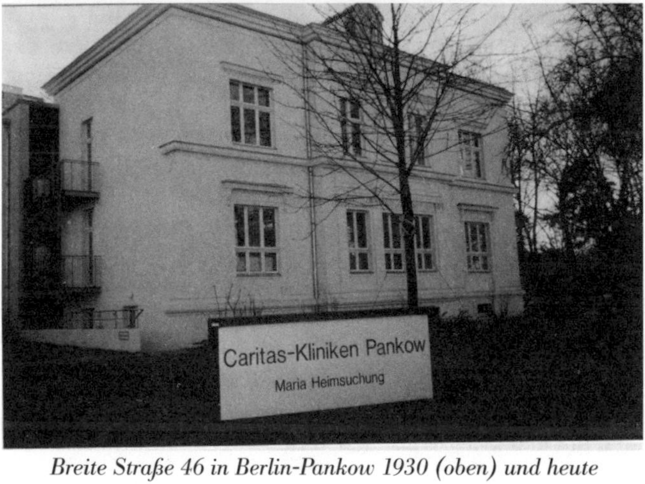

Breite Straße 46 in Berlin-Pankow 1930 (oben) und heute

Sozialdemokratin und Stadtverordnete

Martha Wygodzinski war Mitglied der SPD. Sie gehörte wie ihr Schwager Georg Zepler zu denjenigen Berliner Ärzten und Ärztinnen, die von der Polizei der Reichshauptstadt »beobachtet« wurden. Nach den Akten des Polizeipräsidiums aus den Jahren 1911 bis 1915 (die »Verzeichnisse der Ärzte, welche noch zur Zeit mit der sozialdemokratischen Partei in Fühlung sind«) war sie Mitglied des sozialdemokratischen Wahlvereins und Mitglied des 1913 von Ignaz Zadek und Ernst Simmel gegründeten sozialdemokratischen Ärztevereins.[27]

In den Polizeiakten wird die Religion der Ärztin als »mosaisch« angegeben. Im Gegensatz zu vielen anderen Sozialdemokraten, auch sozialdemokratischen Kollegen wie zum Beispiel Ignaz Zadeck oder Alfred Bernstein, war Martha Wygodzinski keine »Dissidentin«, also nicht aus der jüdischen Gemeinde oder christlichen Kirche ausgetreten. (Sie ist auch in der so genannten Austrittskartei der Jüdischen Gemeinde zu Berlin nicht zu finden.)

Sie war in Berlin als sozialdemokratische Ärztin bekannt: Sie hielt Vorträge auf den Leseabenden der sozialdemokratischen Frauen und schrieb Artikel in der Zeitschrift »Sozialistische Monatshefte« (dem »Organ« der »Revisionisten«), in der ihre Schwester Wally Zepler die Frauenthemen behandelte, und auch Schwager und Nichte veröffentlichten.

Während des Ersten Weltkrieges, im März 1915, schrieb Martha Wygodzinski in den »Sozialistischen Monatsheften« einen Artikel zum Thema »Krieg und Hygiene«, in dem sie sich mit den kriegstypischen Verletzungen und Krankheiten

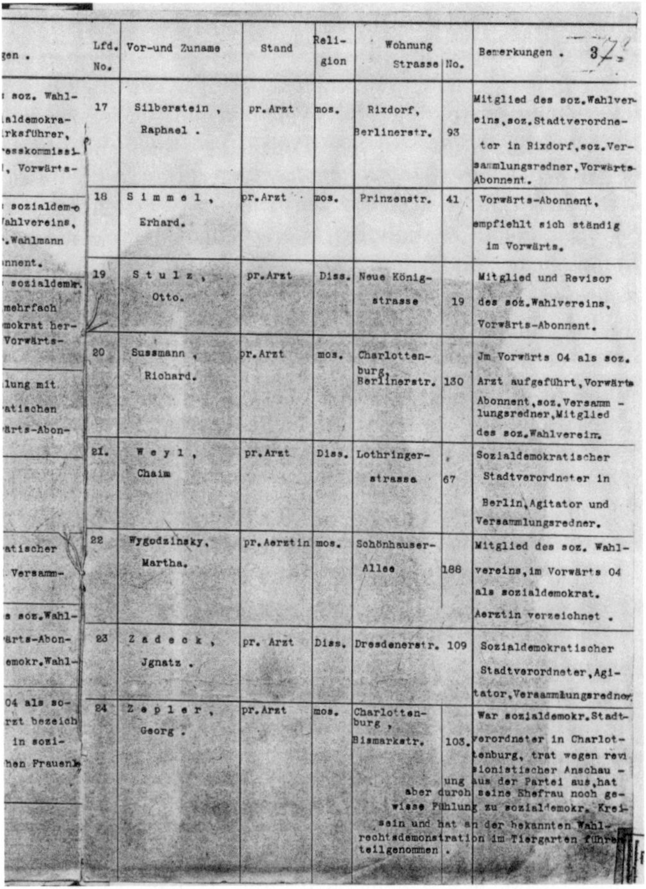

gen .	Lfd. No.	Vor-und Zuname	Stand	Reli-gion	Wohnung Strasse	No.	Bemerkungen . 37
soz. Wahl- aldemokra- rksführer, esskommissi- , Vorwärts-	17	Silberstein , Raphael .	pr.Arzt	mos.	Rixdorf, Berlinerstr.	93	Mitglied des soz.Wahlvereins,soz.Stadtverordneter in Rixdorf,soz.Versammlungsredner,Vorwärts-Abonnent.
sozialdem- ahlvereins, .Wahlmann nnent.	18	S i m m e l , Erhard.	pr.Arzt	mos.	Prinzenstr.	41	Vorwärts-Abonnent, empfiehlt sich ständig im Vorwärts.
sozialdemkr. mehrfach mokrat her- Vorwärts-	19	S t u l z , Otto.	pr.Arzt	Diss.	Neue Königstrasse	19	Mitglied und Revisor des soz.Wahlvereins, Vorwärts-Abonnent.
lung mit atischen ärts-Abon-	20	Sussmann , Richard.	pr.Arzt	mos.	Charlottenburg, Berlinerstr.	130	Jm Vorwärts 04 als soz. Arzt aufgeführt,Vorwärts Abonnent,soz.Versammlungsredner,Mitglied des soz.Wahlvereins.
	21.	W e y l , Chaim	pr.Arzt	Diss.	Lothringerstrasse	67	Sozialdemokratischer Stadtverordneter in Berlin,Agitator und Versammlungsredner.
atischer Versamm-	22	Wygodzinsky, Martha.	pr.Aerztin	mos.	Schönhauser-Allee	188	Mitglied des soz. Wahlvereins,im Vorwärts 04 als sozialdemokrat. Aerztin verzeichnet .
s soz.Wahl- ärts-Abon- emokr.Wahl-	23	Z a d e c k , Jgnatz .	pr. Arzt	Diss.	Dresdenerstr.	109	Sozialdemokratischer Stadtverordneter,Agitator,Versammlungsredner.
04 als so- rzt bezeich in sozi- hen Frauenk	24	Z e p l e r , Georg .	pr.Arzt	mos.	Charlottenburg , Bismarckstr.	103.	War sozialdemokr.Stadtverordneter in Charlottenburg, trat wegen revisionistischer Anschauung aus der Partei aus,hat aber durch seine Ehefrau noch gewisse Fühlung zu sozialdemokr. Kreisen und hat an der bekannten Wahlrechtsdemonstration im Tiergarten führend teilgenommen .

Seite aus der Akte des Berliner Polizeipräsidiums (vgl. Seite 38)

(und deren Behandlung) beschäftigt. Der Krieg als solcher wurde von ihr nicht in Frage gestellt – er dient ihrer Meinung nach dem wissenschaftlichen Fortschritt und ist eine »Schule« für den Frieden. Sie endete: »*Die reichen Anregungen, die der Krieg der medizinischen Wissenschaft in den meisten ihrer Disziplinen gegeben hat, werden in den kommenden Jahren von der Forschung verarbeitet werden. So bringen die unsagbaren Schrecken des Krieges auch Keime neuer und edler Friedensarbeit, die dem ganzen menschlichen Geschlecht zugute kommen wird.*«[28]
Im Februar 1919, nach dem Ende des Kaiserreichs – die Frauen durften endlich wählen und gewählt werden – wurde die Ärztin kurz vor ihrem 50. Geburtstag Berliner Stadtverordnete. Während des Wahlkampfes – ihre Schwester Wally Zepler kandidierte gleichzeitig für die Nationalversammlung (sie wurde nicht gewählt) – sprach Martha Wygodzinski in den Schulen ihres Berliner Wahlbezirkes, so zum Beispiel in der Aula der Schule Weinmeisterstraße 15 über »Sozialismus und Kommune«. Sie engagierte sich – gewählt – im Arbeitsausschuss Sozialhygiene der Hauptgesundheitsdeputation.
Auch in der Stadtverordnetenversammlung waren die »Frauen und Gesundheit« ihr Thema. So forderte sie im Mai 1919 anstelle der Kontrolle durch die Sittenpolizei ein »Pflegeamt« für die weiblichen Prostituierten: »*Unser soziales Ideal ist es immer gewesen, nicht erst dann helfend oder gar strafend einzugreifen, wenn ein Mitglied der Gesellschaft durch die sozialen Verhältnisse dem Elend und dadurch dem Verbrechen verfallen ist, sondern vorbeugend zu wirken. Deswegen müssen wir uns in Gegensatz zu der jetzigen sitten-*

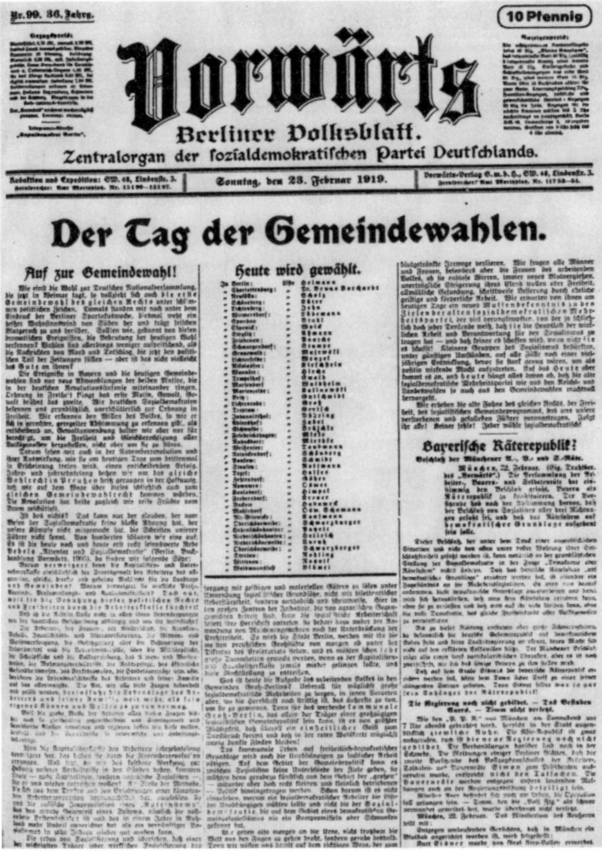

Nr. 99. 36. Jahrg.

10 Pfennig

Vorwärts

Berliner Volksblatt.

Zentralorgan der sozialdemokratischen Partei Deutschlands.

Sonntag, den 23. Februar 1919.

Der Tag der Gemeindewahlen.

Auf zur Gemeindewahl!

Heute wird gewählt.

Bayerische Räterepublik?

Titelseite des VORWÄRTS zu den Gemeindewahlen vom 23. Februar 1919

polizeilichen Gesetzgebung zu stellen (...). Sobald es nachgewiesen ist, dass die sittenpolizeiliche Kontrolle nicht imstande war, ihren Zweck des gesundheitlichen Schutzes vor Geschlechtskrankheiten zu erfüllen, fällt jedes Recht weg, Frauen durch Sittenkontrolle zu Wesen zweiter Klasse zu degradieren. Die Gesellschaft hat die Pflicht, zu versuchen, die Frauen vor dem Verfall in die Prostitution zu bewahren (...). Die Frauen können vor dem Verfall in die Prostitution nur dadurch geschützt werden, dass man ihnen die Gelegenheit gibt, sich durch Arbeit in menschenwürdigen Lebensverhältnissen zu erhalten, und dass man sie menschlich mit Rat und Tat unterstützt. Dazu sind nur besonders vorgebildete Frauen fähig.«[29] Eine Frau sollte das »Pflegeamt« leiten, eine Ärztin sollte dort arbeiten. Die »Sittenpolizei« sollte durch eine »Gesundheitspolizei« ersetzt werden.

1922 war Martha Wygodzinski im Sachverständigenbeirat zum Reichsjugendwohlfahrtsgesetz (RJWG), das seit 1920 in Zusammenarbeit der Frauen aller Parteien erarbeitet und schließlich durchgesetzt wurde. 1927 wurde sie als Vertreterin der »Arbeitsgemeinschaft sozialdemokratischer Ärzte« in die Berliner Ärztekammer gewählt. Als Sozialistin und als Frauenrechtlerin setzte die Ärztin sich für die Abschaffung des § 218 ein. Dabei wandte sie sich gegen die bedingungslose Freigabe der Abtreibung, engagierte sich aber für die medizinische Indikation und forderte eine »Netz von Sexualberatungsstellen«. 1931 schrieb sie in der Zeitschrift »Der Abolitionist« (Organ des Bundes für Frauen- und Jugendschutz, einer Organisation der bürgerlichen Frauenbewegung mit dem Motto: »Es gibt nur eine Moral, sie ist die gleiche für beide Geschlechter.«): *»1. Ich halte die indika-*

tionslose Freigabe der Schwangerschaftsunterbrechung durch den Arzt nicht für wünschenswert, hingegen trete ich unbedingt für weitgehende Freiheit des Arztes bei der Indikationsstellung ein, jede zu befürchtende Gesundheitsschädigung der Mutter muß einen Grund zur Unterbrechung bilden dürfen; die eugenische und die wirtschaftliche Indikation – letztere in einer möglichst konzisen gesetzlichen Fassung – muß eingeführt werden. (...) 2. Die Mutter soll unter allen Umständen straffrei sein. (...) 3. Eine grundlegende Besserung der heutigen trostlosen Verhältnisse ist durch keine Strafen und Verbote, sondern nur durch unermüdliche Aufklärung über die vernünftige Anwendung der Empfängnisverhütung und Geburtenregelung zu erzielen.«[30]

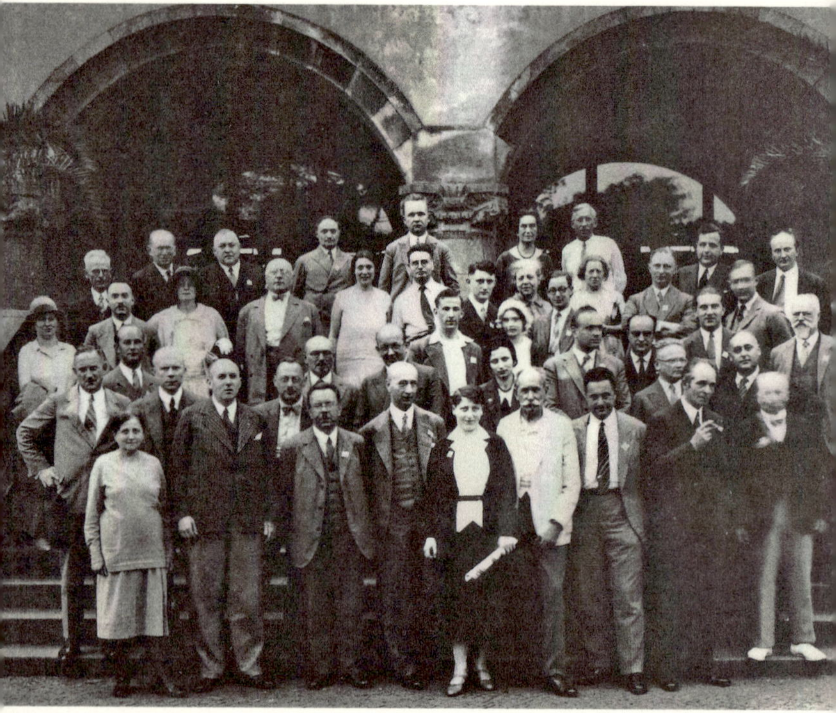

Sozialdemokratischer Ärztetag in Leipzig 1931

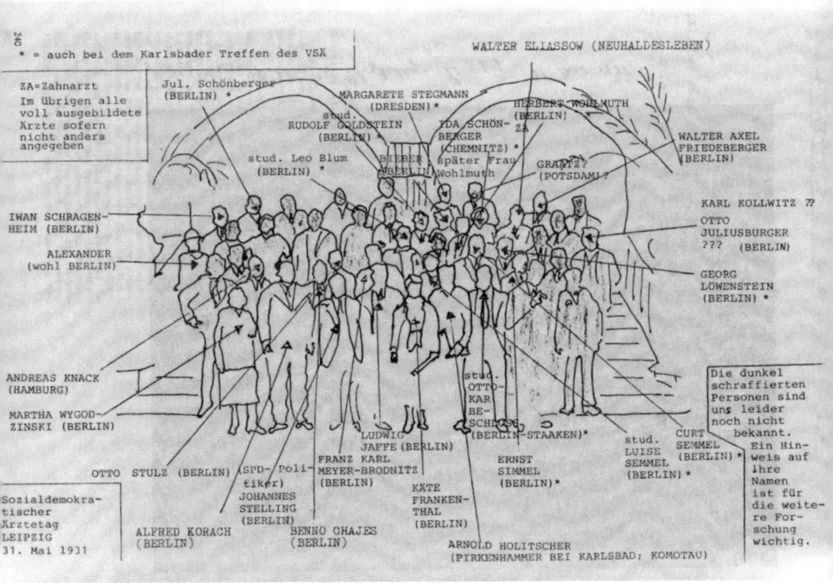

siehe Foto Seite 44

Umzug in den Berliner Westen: Konstanzer Straße 51

Im Oktober 1931 zog Martha Wygodzinski in den Berliner Westen, in das Haus Konstanzerstraße 51/Ecke Wittelsbacherstraße in Berlin-Wilmersdorf. Dort lebten Verwandte: Der Bankprokurist August Hirsch und seine Ehefrau Helene. (Sie wählten Ende März 1942 den Freitod – am 26.3.1942 musste der »gelbe Stern« an den Wohnungstüren befestigt werden.) Dort wohnten Mitte der 1930er Jahre auch der Rechtsanwalt Benno Wygodzinski mit seiner Ehefrau Elsa, die nach Riga deportiert worden sind und als »verschollen« gelten.

Sie praktizierte noch immer. Ihre Nichte Nora Zepler schrieb über Wohnung und Praxis in der Konstanzerstraße:

»Ich besuchte sie dort wiederholt, da Praxis und Wohnung zusammen lagen.

Obwohl meine Tante es aus finanziellen Gründen gar nicht nötig gehabt hätte, berufstätig zu sein, war sie eine außerordentlich fleißige Frau. Sie hatte eine große Praxis und war bei ihren Patienten sehr beliebt. Ich erinnere mich mit Bestimmtheit, ohne dass ich natürlich nach so vielen Jahren die genaue Quelle angeben kann, dass sie unter dem Namen ›Der Engel der Armen‹ bekannt war.

Ich muss annehmen, ohne dies mit Bestimmtheit zu wissen, dass sie Krankenkassen-Ärztin war. Über die Höhe ihres Einkommens kann ich aber selbstverständlich keine Angaben machen. Ich nehme an, dass meine Tante sehr viel für wohltätige Zwecke ausgegeben hat.

Praxis und Wohnung waren in einer 5-Zimmer-Wohnung

untergebracht. Diese Wohnung war sehr gut eingerichtet. Das Behandlungszimmer enthielt sämtliche Apparate, die in der Praxis eines praktischen Arztes erforderlich sind, also natürlich Untersuchungsstuhl, Schrank mit Instrumenten verschiedenster Art sowie einen Diathermieapparat.
Das Wohnzimmer, Speisezimmer und Schlafzimmer meiner verstorbenen Tante waren mit schweren Möbeln und Sesseln ausgestattet, wie sie seinerzeit in den Wohnungen der wohlhabenden Bourgeoisie üblich waren; es befanden sich darin auch mehrere große, echte Teppiche. Weiter besaß meine Tante eine Anzahl sehr schöner Gemälde (Landschaften) des in Dänemark sehr bekannten Malers Jens Birkholm; auch diese Bilder hatten zweifellos erheblichen Wert.«[31]
Der dänische Maler Jens Birkholm (1869–1915) war einer der sozial engagierten Maler im Berlin der Kaiserzeit, Vertreter der geschmähten »Rinnsteinkunst«. Von 1892 bis 1910 lebte er mit Unterbrechungen in der Stadt, wohnte arm und Tbc-krank in Berlin-Kreuzberg und konnte nur wenige seiner Bilder verkaufen. Seine Gemälde »Hunger« und »Zur Schlafenszeit in der Herberge« wurden 1893 auf der Großen Berliner Kunstausstellung gezeigt. Birkholm malte auch die Obdachlosen in den Städtischen Familienhäusern in Charlottenburg, der reichen Stadt »bei« Berlin, in der Schwester und Schwager von Martha Wygodzinski lebten und sich sozial engagierten. Und er malte ebenfalls »Landschaften« – hier hatte die Ärztin wohl zu den wenigen Käufer/innen in Berlin gehört.
Die einzige Abbildung, die von Martha Wygodzinski existiert, zeigt sie 1931 auf dem sozialdemokratischen Ärztetag in Leipzig. Dort steht sie neben dem Stadtarzt des Berliner

Bezirks Prenzlauer Berg Dr. Alfred Korach (1893–1979) – also einem alten Bekannten –, ebenfalls aus einer jüdischen Familie stammend, 1932 Stadtverordneter der SPD. Er konnte den Nationalsozialisten entkommen.

Ein Jahr später, im September 1932, nahm Martha Wygodzinski an der Mitgliederversammlung des »Bundes Deutscher Ärztinnen« in Hamburg teil und hielt dort einen Vortrag zum Thema »Bekämpfung des Kurpfuschertums«, d. h. der ohne medizinische Ausbildung arbeitenden »Laienbehandler«. Ihre Zahl hatte in der Zeit der großen Arbeitslosigkeit auffallend zugenommen. Anschließend wurde sie zur Vorsitzenden eines neu gegründeten »Ausschusses für hygienische Volksbelehrung« gewählt. Ihr Vortrag wurde in der Monatszeitschrift des Bundes Deutscher Ärztinnen veröffentlicht. Selbstkritisch schrieb sie: *»Um der Resonanz, die die Kurpfuscher im Volke genießen, entgegentreten zu können, ist es vor allem nötig sich darüber klar zu werden, auf welche Weise sie ihre Klientel gewinnen und an ihre Anhängerschaft heranzukommen. Dabei ist zuerst zu berücksichtigen, daß sie im täglichen Verkehr mit dem Publikum als gleiche unter gleichen wirken und eine dem Volke verständliche Sprache reden.«*[32] – Ein Problem, das es noch immer gibt.

Entrechtung und Verfolgung

Martha Wygodzinski erlebte die ersten Jahre der NS-Diktatur in der Wohnung Konstanzer Straße 51. Bereits im März 1933 musste sie ihr Amt als stellvertretende Vorsitzende des Unterstützungsausschusses der Berliner Ärztekammer niederlegen. Im April 1933 schloss der »Bund Deutscher Ärztinnen« alle jüdischen Kolleginnen aus. Am 22. April 1933 entzog eine Verordnung des Reichsarbeitsministeriums den jüdischen Ärzten und Ärztinnen die Zulassung zur Kassenpraxis. Dies bedeutete den Entzug der materiellen Existenzgrundlage. Es gab Ausnahmen: Wer sich bereits vor dem Ersten Weltkrieg niedergelassen hatte, konnte die Kassenzulassung behalten. Martha Wygodzinski konnte bis 1936 als Kassenärztin arbeiten. Im »Verzeichnis der Ärzte (...) von Groß-Berlin und Umgebung« aus dem Jahr 1935 steht:

»Dr. Wygodzinski, Martha, Konstanzer Straße 51, 8 1/2 – 9 1/2, 4 – 5, Sonnabend Nachmittag 6 – 7. Nur für Frauen und Kinder.«[33]

Am 30.9.1938 wurde Martha Wygodzinski die Approbation entzogen.

Am 8. Dezember 1939 schrieb Goebbels in sein Tagebuch: »Die Juden drängen wir nun allmählich in den Wohnungen zusammen.« – Das »Gesetz über Mietverhältnisse mit Juden« vom 30. April 1939 erlaubte den Juden nur noch Untermietverträge mit anderen Juden. Martha Wygodzinski hatte zuletzt – wenn dies möglich war – mit ihrer kranken Schwester Wally Zepler in der Konstanzerstraße gelebt. Sie wurde nach der Erinnerung ihrer Nichten ein paar Mal verhaftet. (In den entsprechenden Berliner Akten fanden sich allerdings keine Einträge.) Die Nichte Cessy Rosenblüth hatte vergeblich versucht, die geliebte und für ihr selbständiges Leben so wichtig gewesene Tante zur Emigration nach Palästina zu überreden. Aber Martha Wygodzinski hatte »nein« gesagt.[34]

Nachdem die kranke Schwester in die Klinik in Bendorf-Sayn gekommen war, begann für Martha Wygodzinski eine Zeit des ständigen Wohnungswechsels. Die Nichte Nora Zepler: *»Da meine Tante als Jüdin ihre Praxis nicht weiter ausüben durfte, ist sie gezwungen gewesen, die Wohnung in der Konstanzer Straße aufzugeben. Über das Schicksal der Einrichtungsgegenstände ist mir nichts bekannt. (...)*

Durch direkte und indirekte Nachrichten, die ich von meiner Tante erhielt, erfuhr ich, dass sie nacheinander in verschiedenen jüdischen Pensionen gelebt hat, bis sie dann schließlich nach Theresienstadt deportiert wurde.«[35]

Martha Wygodzinski lebte 1939 am Kurfürstendamm 106/107 im Fremdenheim Dornblatt, 1940 am Kurfürstendamm 152, 1941 in der Brandenburgischen Straße 46 im Fremdenheim von Max Berliner, vorher Besitzer eines Zigarettengeschäftes. (Berliner wurde deportiert und ermordet.) Seit dem 1. September 1941 musste sie wie alle jüdischen Deutschen über sechs Jahre den »Stern« tragen.

Die Möbel wurden – so meint die Nichte Nora Zepler – bei der Spedition Silberstein, dem großen »Internationalen Speditionsbureau« in Berlin-Kreuzberg eingelagert. Diese Firma wurde zwischen 1939 und 1941 »schrittweise zwangsarisiert«. Der Besitzer Eugen Silberstein konnte emigrieren. Fritz Silberstein, der den Verkauf organisieren sollte, wurde deportiert und ermordet.[36] Wo sind die Bilder geblieben? – 2004 wurde eine von Birkholm in Berlin gemalte »Winterlandschaft« für eine geringe Summe in Süddeutschland versteigert. Auch dies nur eine »Spur«, eigentlich eine Frage.

Exkurs: Der Besitz in Friedrichshain

Als letzte Überlebende der vier Schwestern Wygodzinski besaß Martha Wygodzinski noch immer einen Rest des väterlichen Vermögens: zwei bebaute Grundstücke in der Koppenstraße 29/Fruchtstraße 61 in Berlin-Friedrichshain, deren »Verwaltung« 1942 ein Mitglied der NSDAP übernahm. Bis 1936 war die Firma »Industrie-Stätte AG« der Familie Wygodzinski Eigentümer gewesen. Bis zu ihrer Deportation blieb Martha Wygodzinski als Eigentümerin im Berliner Adressbuch verzeichnet. Grundstück und Gebäude lagen in der Nähe des Schlesischen Bahnhofs, wo Großmutter und Eltern aus Hirschberg in Schlesien wohl einst angekommen waren.

Im Haus Koppenstraße 29 befanden sich bis 1933 »Kellers Festsäle«, in denen die Arbeiterbewegung ihre Versammlungen abgehalten hatte, und auch das Kino Alhambra, das die Lichtspiel-Theater-Betriebe Hans Plettner & Pollack nach 1933 übernommen hatten – eine »Arisierungsgeschichte« könnte hier ihren Anfang nehmen. Martha Wygodzinski gewährte der Firma 1941 ein Vorkaufsrecht auf das Grundstück. 1944 fiel das Gebäude den Bomben zum Opfer.[37]

Die letzte Anschrift oder: »…bis sie dann schließlich nach Theresienstadt deportiert wurde«

Die letzte Berliner Anschrift der Ärztin Dr. med. Martha Wygodzinski war das Haus Kantstraße 47 in Berlin-Charlottenburg. Dieses Haus an der Ecke Weimarer Straße steht noch heute. Dort lebte sie wieder mit Verwandten: mit Adele Wygodzinski und deren Mutter. Adele Wygodzinski war die Witwe des Vetters Willy Wygodzinski (1869–1921, Professor in Bonn), dessen erste Ehefrau die Malerin Vally Cohn gewesen war. Adele Wygodzinski wurde ein Vierteljahr nach Martha Wygodzinski nach Theresienstadt deportiert und starb in Auschwitz.

Am 2. Juni 1942 verließ der erste von insgesamt 116 »kleinen Transporten« den Anhalter Bahnhof mit dem Ziel Theresienstadt. An welchem Tag im Sommer 1942 Martha Wygodzinski das Haus in der Kantstraße verlassen musste, ist unbekannt. Durchgangsstation» für die Transporte war das Sammellager Große Hamburger Straße, das ehemalige Jüdische Altersheim: *»Morgens um 3.15 Uhr ging es dann zu Fuß zum Monbijouplatz und von dort mit Sonderstraßenbahnen – mit Soldaten des Bataillons Göring – zum Anhalter Bahnhof. Von dort fuhren die Juden mit zwei Waggons des täglichen Dresdener Zuges in Richtung KZ Theresienstadt.«*[38] – Am Monbijouplatz war die Praxis gewesen. – Der Zug Richtung Dresden verließ den Bahnhof um 6 Uhr 07, ein ganz normaler Personenzug. Ältere Damen und Herren mit Hut und Koffer standen auf dem Bahnsteig. Ein

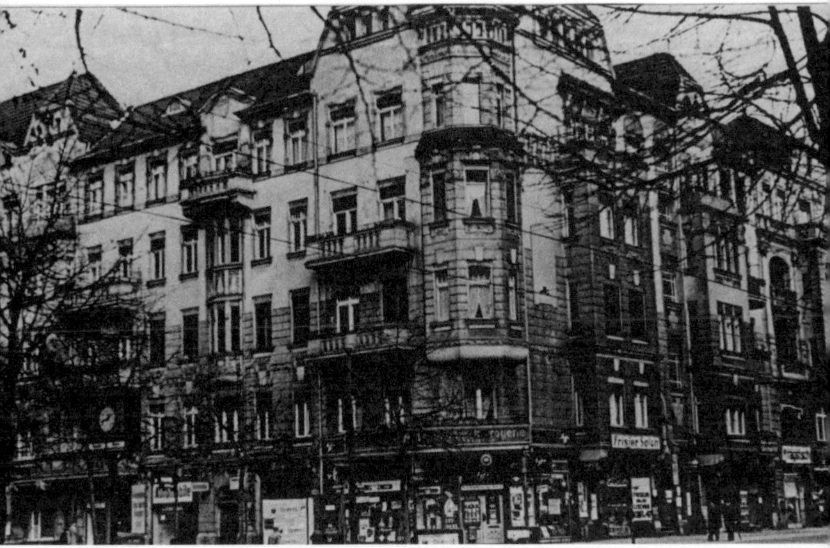

Kantstraße 47 um 1940

Eisenbahner erinnerte sich: »*Mit Armbinden gekennzeichnete Vertreter aus den eigenen Reihen halfen in den Wagen, während die SS mit Maschinengewehren bewaffnet ›starr und stumm‹ an den Wänden der Bahnhofshalle stand.*«[39] Martha Wygodzinski wurde am 9. Juli 1942 eine Woche nach ihrem 73. Geburtstag nach Theresienstadt deportiert.

Erinnerung an Martha Wygodzinski in Theresienstadt

Im Mai 1947 erschien im New Yorker «Aufbau» ein Artikel von Edith Schlesinger-Ahlfeld, die Theresienstadt und das Konzentrationslager Auschwitz überlebt hatte und seit einem Jahr in den USA lebte. In Theresienstadt hatte Martha Wygodzinski zu ihren Zimmergenossinnen gehört:
»...in schlaflosen Nächten und deren sind immer noch manche, dachte ich an diese selbstlose Frau, die sicher viele der älteren Berliner kannten. (...) Da sie von Hause aus sehr reich war, wandte sie sich der ärmeren Bevölkerung zu und weil sie nie Geld für ihre Hilfe verlangte und sich mit ihrer ganzen Kraft einsetzte, wurde sie ‚der Engel des Nordens' genannt. (...)
Ich lernte diese damals 73 Jahre alte, nunmehr verhutzelte kleine Frau am ersten Tag meines Theresienstädter Aufenthaltes kennen, sie hatte gehört, dass ich als Schwester in dem Haus, in dem wir wohnten, arbeiten wollte. So bemühten wir uns gemeinsam um die Insassen und versuchten, so gut es ging, zu helfen. (...) Wir betteten die Ärmsten auf ihrem harten Lager auf der Erde zurecht, säuberten sie ohne die geringsten Hilfsmittel und wie oft wurde Martha des Nachts geweckt, um nach einem Kranken oder Sterbenden zu sehen. Dass ich sie nie allein gehen ließ, war selbstverständlich, aber immer wehrte sie sich dagegen.
Mit der Zeit wurde Martha selbst schwach und unterernährt. Enteritis quälte sie sehr und ihre Füße waren durch die Hungerödeme so geschwollen, dass sie keine Schuhe anziehen konnte. Wie glücklich war sie, als ihr der

Martha Wygodzinski

Erinnerung an die erste deutsche Aerztin

Nun bin ich schon bald ein Jahr hier im Land — ich hatte das Glück, mit dem ersten Schiff von Deutschland herüber zu kommen — und solange ich hier bin, immer schon wollte ich über Dr. Martha Wygodzinsky ein paar Zeilen schreiben — über ihr Leben und über ihr Ende im Konzentrationslager Theresienstadt. Aber die Zeit vergeht wie im Fluge und ich kam nicht dazu, meinen Plan eher auszuführen. In schlaflosen Nächten und deren sind immer noch manche, dachte ich an diese selbstlose Frau, die sicher viele der älteren Berliner kannten.

Vor langen Jahren, als das Frauenstudium in Deutschland noch nicht möglich war, ging Martha Wygodzinsky nach der Schweiz, um dort Medizin zu studieren. Ueber ihre Vorbildung weiss ich nichts, nur diese Tatsache erzählte sie mir in Theresienstadt in unserem Zimmer, das wir mit zehn anderen Frauen zusammen innehatten. In Deutschland musste Martha später noch einmal ein Examen machen und liess sich dann in Berlin am Wedding nieder.

Da sie von Hause aus sehr reich war, wandte sie sich der ärmeren Bevölkerung zu und weil sie nie Geld für ihre Hilfe verlangte und sich mit ihrer ganzen Kraft einsetzte, wurde sie *"der Engel des Nordens"* genannt. Sie richtete auch mit eigenen Mitteln ein Heim für uneheliche Mütter und Kinder ein, was zu jener Zeit noch ein besonderes Unternehmen war.

Ich lernte diese damals 73 Jahre alte, nunmehr verhutzelte kleine Frau am ersten Tag meines Theresienstädter Aufenthaltes kennen, sie hatte gehört, dass ich als Schwester in dem Haus, in dem wir wohnten, arbeiten wollte. So bemühten wir uns gemeinsam um die Insassen und versuchten, so gut es ging, zu helfen. Mit buchstäblich nichts am Anfang, kaum ein wenig Tierkohle, versuchten wir der entsetzlichen Enteritis Herr zu werden. Es war natürlich vergebens. Wir betteten die Aermsten auf ihrem harten Lager auf der Erde zurecht, säuberten sie ohne die geringsten Hilfsmittel und wie oft wurde Martha des Nachts geweckt, um nach einem Kranken oder Sterbenden zu sehen. Dass ich sie nie allein gehen liess, war selbstverständlich, aber immer wehrte sie sich dagegen.

Mit der Zeit wurde Martha selbst schwach und unterernährt. Enteritis quälte sie sehr und ihre Füsse waren durch die Hungerödeme so geschwollen, dass sie keine Schuhe anziehen konnte. Wie glücklich war sie, als ihr der Hausälteste eines Tages ein paar alte Pantoffel brachte — wie freute sie sich, wenn sie manchmal ein wenig Essen mehr erhielt! Aber der abgezehrte Körper war den Anstrengungen nicht mehr gewachsen — als sie einmal mit zur Entlausung musste, wurde sie bettlägerig und durch die ungeheure Schwäche verlöschte sie eines Tages wie ein Licht.

Eine Freude hatte sie noch, als eine Zimmergenossin, die stets hilfsbereite Hermine Wilde, Frau eines Berliner Redakteurs, beim Anstehen nach Essen für sich und Martha, mit einer Frau ins Gespräch kam und diese sich als Studiengenossin von Martha entpuppte. Sie war eine Schwester des Schriftsteller Roda Roda und hatte als Medizinalrat in der Tschechoslowakei gearbeitet. Die Wiedersehensfreude der beiden alten Kameradinnen war rührend!

Adressen, die mir Dr. Wygodzinsky gab, um ihre Verwandte eines Tages zu benachrichtigen sind mir in Auschwitz fortgenommen worden, sodass ich diese Pflicht nicht nachkommen konnte.

Edith Schlesinger-Ahlfeld.

AUFBAU
RECONSTRUCTION
AN AMERICAN WEEKLY PUBLISHED IN NEW YORK
Vol. XIII—No. 18 NEW YORK, N. Y., FRIDAY, MAY 2, 1947 10¢

Aufbau, New York, 2. Mai 1947

Hausälteste eines Tages ein paar alte Pantoffel brachte – wie freute sie sich, wenn sie manchmal ein wenig Essen mehr erhielt! Aber der abgezehrte Körper war den Anstrengungen nicht mehr gewachsen – als sie einmal mit zur Entlausung musste, wurde sie bettlägerig und durch die ungeheure Schwäche verlöschte sie eines Tages wie ein Licht. Eine Freude hatte sie noch, als eine Zimmergenossin, die stets hilfsbereite Hermine Wilde, Frau eines Berliner Redakteurs, beim Anstehen nach Essen für sich und Martha, mit einer Frau ins Gespräch kam und diese sich als Studiengenossin von Martha entpuppte. Sie war eine Schwester des Schriftstellers Roda Roda und hatte als Medizinalrat in der Tschechoslowakei gearbeitet.«[40]

Martha Wygodzinski starb am 27. Februar 1943 in Theresienstadt.

»Wenn manche, die später auch Auschwitz kennenlernten, nach dem Kriege behaupteten, wie ›gut‹ es noch in Theresienstadt gewesen wäre, hätte man sie an dieses Elend erinnern sollen, dass für die Betroffenen um nichts weniger unmenschlich und leidvoll war, als das Unglück, das kräftige Naturen in gewiß noch viel härteren Lagern überstanden haben. Was jenen Greisen in Theresienstadt zugemutet wurde, verträgt keine Steigerung, so lange noch Leben in einem Leibe wohnt, denn die Steigerung des Leides ist keineswegs der Tod, sondern das einem lebenden Menschen angetane Maß an Erniedrigung und Beleidigung.«

(H.G. Adler)

Anmerkungen

1 Vgl. Käthe Frankenthal: Der dreifache Fluch – Jüdin, Intellektuelle, Sozialistin. Lebenserinnerungen einer Ärztin in Deutschland und im Exil, Frankfurt/Main 1981, S. 319.

2 Vgl. Georg W. Loewenstein: Weimarer gesundheitspolitische Reformen und ihre Zerstörung. Erinnerungen eines leitenden Medizinalbeamten, Bremen 1987, S. 14.

3 Vgl. Cessy (Cecilie) Rosenblüth: Von Berlin nach Ginegar (Hebräisch), Hakibbutz Hameuchad Publishing House Ltd., Tel Aviv 1978, S. 11, vgl. auch Anmerkung 5.

4 Vgl. die Unterlagen bei der Entschädigungsbehörde Berlin: Entschädigungsakte für Ansprüche nach Frau Dr. Martha Wygodzinski, Reg. Nr. 271812.

5 Vgl. Cessy Rosenblüth, a. a. O., S. 12. Cessy Rosenblüth erinnert sich in ihrer Autobiographie an den »gutmütigen« Großvater Max Wygodzinski, an eine Großmutter wie eine »Porzellanpuppe« und an drei unglücklich verheiratete Tanten – eine schwierige Kindheit und Jugend. Die unverheiratete und berufstätige Tante Martha Wygodzinski wird leider nur selten erwähnt, ihr Leben scheint aber der »Gegenentwurf« zum Leben der anderen Schwestern gewesen zu sein.

6 Vgl. August Bebel am 19. April 1894 im Reichstag, 86. Sitzung, S. 2287, zit.n. Akten des Reichsamt des Innern, Sign. R1501/110772, Bd I.

7 Vgl. Deutsche Zeitung vom 12. April 1899, Artikel »Zum Frauenstudium«.

8 Vgl. Agnes von Zahn-Harnack: Die Frauenbewegung. Geschichte, Probleme, Ziele, Berlin 1928, S. 182.

9 Vgl. ebd., S. 183.

10 Vgl. Petition vom März 1900, Akten des Reichsamts des Innern, Sign. R1501/110774, Bd III, Bl. 35.

11 Vgl. Martha Wygodzinski: Die deutschen Ärztinnen und die medizinische Gesellschaft, in: Centralblatt des Bundes Deutscher Frauenvereine 1 (1899/1900), S. 177.

12 Zit. n. August Bebel: Die Frau und der Sozialismus, Berlin (DDR) 1976, S. 299.

13 Vgl. Centralblatt des Bundes Deutscher Frauenvereine 3 (1901/1902), S. 190.

14 Ignaz Zadek: Die Berliner Medicinische Gesellschaft und die weiblichen Aerzte, in: Sozialistische Monatshefte 4. Jg. (1900), H. 2, S. 91.

15 Martha Wygodzinski: Krankenkasse und Aerzte, in: Vorwärts, 19. Jg., Nr. 218 vom 18. September 1902.

16 Vgl. Nora Zepler: Eidesstattliche Versicherung vom 30. 7. 1962, in: Entschädigungsakte für Ansprüche nach Frau Dr. Martha Wygodzinski, Entschädigungsbehörde Berlin, Reg.Nr. 271812 und Edith Schlesinger-Ahlfeld: Martha Wygodzinski. Erinnerung an die erste deutsche Aerztin, in: Aufbau, 13. Jg. (1947), Nr. 18 vom 2. 5. 1947, S. 30.

17 Alexander Granach: Da geht ein Mensch. Lebensroman eines Schauspielers, München 1987, S. 205/206.

18 Zit. n. Eike Geisel: Im Scheunenviertel, Berlin 1981, S. 46.

19 Vgl.. Cessy Rosenblüth, a. a. O., S. 28.

20 Vgl. Hermine Heusler-Edenhuizen: Du musst es wagen! Lebenserinnerungen der ersten deutschen Frauenärztin, Reinbek bei Hamburg 1999. Auch die Nachfolgerin von Martha Wygodzinski, Annemarie Bieber, wird nicht erwähnt.

21 Ebd., S. 129.

22 Vgl. Die Wohlfahrtseinrichtungen von Groß-Berlin, hrsg.v.d. Zentrale für private Fürsorge, Berlin 1913, S. 49.

23 Nora Zepler, Eidesstattliche Versicherung vom 20.6.1967, in: Entschädigungsakte für Ansprüche nach Frau Dr. Martha Wygodzinski, Entschädigungsbehörde Berlin, Reg.Nr. 271812.

24 Deutsche Gesellschaft für Mutter- und Kindesrecht (E.V.), 1. Jahresbericht 28. Mai 1910 bis 30. September 1911, S. 9/10.

25 Ebd., S. 6.

26 Vgl. zur Geschichte dieser Einrichtung: 1928–2003, Festschrift 75 Jahre Dienst am Menschen, Maria Heimsuchung Caritas-Klinik Pankow, Berlin 2003.

27 Vgl. die Akten des Königlichen Polizei-Präsidiums zu Berlin, hier die »Verzeichnisse der Berliner Ärzte, welche noch zur Zeit mit der sozialdemokratischen Partei in Fühlung sind«, Brandenburgisches Landeshauptarchiv Potsdam, Rep. 30, Berlin C, Polizei-Präsidium, Tit. 95, Sect. 7, Nr. 15798.

28 Martha Wygodzinski: Krieg und Hygiene, in: Sozialistische Monatshefte 21. Jg. (1915), H. 6, S. 318.

29 Vgl. Stenographische Berichte über die öffentlichen Sitzungen der Stadtverordnetenversammlung der Stadt Berlin, Jg. 1919, Berlin 1920, Sitzung vom 22. Mai 1919, S. 334.

30 Martha Wygodzinski (mit Annemarie-Wever und Ilse Szagunn): Grundsätzliches zum § 218 (Unterbrechung der Schwangerschaft), in: Der Abolitionist 30.Jg., 1931, Nr. 6, S. 89. Die drei Ärztinnen vertraten drei grundsätzlich unterschiedliche Positionen – Abschaffung, Beibehaltung und Reform des § 218.

31 Nora Zepler: Eidesstattliche Versicherung vom 30. 7. 1962, a. a. O.

32 Martha Wygodzinski: Zur Bekämpfung des Kurpfuschertums, in: Die Ärztin, Monatsschrift des Bundes Deutscher Ärztinnen E.V., 8. Jg. (1932), H. 11, S. 247.

33 Vgl. Verzeichnis der Ärzte, ärztlichen Röntgeninstitute und Laboratorien, Optiker, Bandagisten, Heilgehilfen und Masseure, Inhalatorien und Badeanstalten von Groß-Berlin und Umgebung für die Ersatzkassen, Berlin 1935, S. 31.

34 Vgl. Cessy Rosenblüth, a. a. O., S.13.

35 Nora Zepler: Eidesstattliche Versicherung vom 30. 7. 1962, a. a. O.

36 Vgl. Andreas Ludwig: Silberstein & Co. Internationales Speditionsbureau, in: Juden in Kreuzberg, hrsg.v.d. Berliner Geschichtswerkstatt e.V., Berlin 1991, S. 233–238.

37 Vgl. hierzu die Akten im Bundesarchiv Berlin: Bestand Reichsvereinigung der Juden in Deutschland, Akte R 8150/473.

38 Rose-Marie Schnapp in: Hans-Rainer Sandvoß, Widerstand in Mitte und Tiergarten, Berlin 1994, S. 312.

39 Rainer Knothe: Anhalter Bahnhof, Berlin 1987, zit. n. Christine Roik-Bogner, Der Anhalter Bahnhof, Askanischer Platz 6–7, in: HIKO, Geschichtslandschaft Berlin. Orte und Ereignisse. Kreuzberg, Berlin 1994, S. 65.

40 Edith Schlesinger-Ahlfeld: Martha Wygodzinski, a. a. O. Die Schwester von Roda-Roda, eigentlich Sandor Friedrich Rosenfeld, war Gisela Rosenfeld, 1867 geboren, 1898 promoviert, seit 1919 Ärztin in Graz. Sie starb nur wenige Tage nach Martha Wygodzinski am 2. März 1943 in Theresienstadt.

Literaturverzeichnis

Veröffentlichungen aus dem Verzeichnis der Anmerkungen, die Martha Wygodzinski nur indirekt betreffen, werden hier nicht noch einmal genannt. Auch Angaben aus dem Berliner Adressbuch, Registerkarten der Meldeämter der Stadt Zürich, Matrikeldaten, Angaben aus diversen Handbüchern, einzelne Bauakten, Anzeigen aus der Tagespresse, Mitgliederverzeichnisse, Spenderlisten und ähnliche Archivalien können in diesem Zusammenhang nicht einzeln aufgeführt werden.

Literatur

Bleker, Johanna/Schleiermacher, Sabine: Ärztinnen aus dem Kaiserreich, Lebensläufe einer Generation, Weinheim 2000

Brinkschulte, Eva (Hrsg.): Weibliche Ärzte. Die Durchsetzung des Berufsbildes in Deutschland, Berlin 1993

Festschrift: 1928–2003, 75 Jahre Dienst am Menschen, Maria Heimsuchung Caritas-Klinik Pankow, Berlin 2003

Frankenthal, Käthe: Der dreifache Fluch – Jüdin, Intellektuelle, Sozialistin. Lebenserinnerungen einer Ärztin in Deutschland und im Exil, Frankfurt/Main 1981

Grossmann, Atina: Berliner Ärztinnen und Volksgesundheit in der Weimarer Republik – Zwischen Sexualreform und Eugenik, in: Unter allen Umständen, hrsg.v. Chr. Eifert u. S. Rouette, Berlin 1986, S. 183-217

Heusler-Edenhuizen, Hermine: Du musst es wagen! Lebenserinnerungen der ersten deutschen Frauenärztin, Reinbek bei Hamburg 1999

Hoesch, Kristin: Ärztinnen für Frauen, Kliniken in Berlin 1877–1914, Stuttgart/Weimar 1995

Lammel, Inge: Jüdische Lebenswege. Ein kulturhistorischer Streifzug durch Pankow und Niederschönhausen, Teetz/Berlin 2007

Loewenstein, Georg W.: Weimarer gesundheitspolitische Reformen und ihre Zerstörung. Erinnerungen eines leitenden Medizinalbeamten, Bremen 1987

Mohme, Wiebke: Der Eintritt der Frauen in den Arztberuf im Spiegel der Zeitschrift »Medizinische Reform« 1893–1918, Med. Diss. FU Berlin 1996

Rosenblüth, Cessy: Von Berlin nach Ginegar, Hakibbutz Hameuchad Publishing House Ltd., Tel Aviv 1978 (Hebräisch)

Schlesinger-Ahlfeld, Edith: Martha Wygodzinski. Erinnerung an die erste deutsche Aerztin, in: Aufbau, 13. Jg. (1947), Nr. 18 vom 2. Mai 1947, S. 30

Schwoch, Rebecca: Jüdische Kassenärzte rund um die Neue Synagoge Berlin, Berlin 2006

Weder, Heinrich: Sozialhygiene und pragmatische Gesundheitspolitik in der Weimarer Republik am Beispiel des Sozial- und Gewerbehygienikers Benno Chajes (1880–1938), Husum 2000

Wygodzinski:, Martha: Die deutschen Ärztinnen und die medizinische Gesellschaft, in: Centralblatt des Bundes Deutscher Frauenvereine 1 (1899/1900), S. 177–178

Wygodzinski, Martha: Krankenkasse und Aerzte, in: Vorwärts, 19. Jg., 1902, Nr. 218 vom 18. September 1902

Wygodzinski, Martha: Krieg und Hygiene, in: Sozialistische Monatshefte 21. Jg. (1915), H. 6, S. 314–318

Martha Wygodzinski (mit Annemarie-Wever und Ilse Szagunn): Grundsätzliches zum § 218 (Unterbrechung der Schwangerschaft), in: Der Abolitionist 30.Jg. (1931), Nr. 6, S. 89

Wygodzinski, Martha: Zur Bekämpfung des Kurpfuschertums, in: Die Ärztin, Monatsschrift des Bundes Deutscher Ärztinnen E.V., 8. Jg. (1932), H. 11, S. 245–251

Ziegler, Beate: Weibliche Ärzte und Krankenkassen, Anfänge ärztlicher Berufstätigkeit von Frauen in Berlin 1893 – 1935, Weinheim 1993

Archivalien

Brandenburgisches Landeshauptarchiv Potsdam

Rep. 30, Berlin C, Polizei-Präsidium, Titel 95, Sect. 7, Nr. 15798: »Verzeichnisse der Berliner Ärzte, welche noch zur Zeit mit der sozialdemokratischen Partei in Fühlung sind«

Bundesarchiv Berlin

Bestand R1501/110772–110776 (neu): Akten des Reichsamts des Innern/Medicinalpolizei betr. Die Zulassung der Frauen als außeror-

dentliche Universitäts- und Polytechnikumhörer sowie zu den medizinischen Prüfungen und zu den Prüfungen der Zahnärzte und Apotheker, Bd. I–IV
Bestand R 8150: Reichsvereinigung der Juden in Deutschland

Freie Universität Berlin
Dokumentation »Ärztinnen im Kaiserreich« im Institut für Geschichte der Medizin der FU Berlin, Mappe »Martha Wygodzinski«

Humboldt-Universität Berlin, Universitätsarchiv
Bestand Medizinische Fakultät 1511/1 und 2

Jüdischer Friedhof Berlin-Weissensee
Archiv

Landesverwaltungsamt Berlin-Entschädigungsbehörde
Entschädigungsakte für Ansprüche nach Frau Dr. Martha Wygodzinski, Reg.Nr. 271812

Danksagung

Mein Dank gilt den Mitarbeiterinnen und Mitarbeitern der Archive, Bibliotheken, Museen und Behörden in Berlin und anderswo, die mir mit Rat und Tat und viel Geduld geholfen haben. Besonders möchte ich mich bei der Verwaltung des Jüdischen Friedhofs in Berlin-Weissensee und bei der Berliner Entschädigungsbehörde bedanken, deren Mitarbeiter/innen neben ihrer eigentlichen Arbeit seit Jahren die Fragen der Historiker/innen beantworten. Das Engagement von Sabine Krusen für die »vergessenen Berlinerinnen«, die inhaltliche Hilfe von Dr. Asja Braune und Dr. Rebecca Schwoch sollen hier ebenfalls genannt werden.
Hinter den wenigen Zitaten aus den Erinnerungen von Cessy Rosenblüth verbirgt sich die Arbeit von Vielen: Oded Baumann vom Solidaritätswerk des Irgun Olej Merkas Europa e.V. hat in Israel eine Suchanzeige veröffentlicht und so die ersten Kontakte geknüpft. Professor Dr. Jona Rosenfeld hat mir mit einem Exemplar der Autobiographie geholfen. Haike Winter hat im Kibbuz Ginegar mit Rina und Gabi Rozenblit gesprochen: Sohn und Schwiegertochter von Cessy Rosenblüth haben die alten Familienfotos herausgesucht und nach Deutschland geschickt. Und schließlich hat Raphael Ettisch, ebenfalls ein Verwandter von Martha Wygodzinski, die wichtigsten Passagen des Buches übersetzt. Danke.

Abbildungsnachweis

Amt für Städtebau, Stadt Zürich – *Seite 18*
Bezirksamt Mitte von Berlin – *Seite 34 oben*
Brandenburgisches Landeshauptarchiv Potsdam – *Seite 39*
Bundesarchiv Berlin – *Seite 22*
Heimatmuseum Charlottenburg-Wilmersdorf, Berlin – *Seite 53*
Institut für Geschichte der Medizin der FU Berlin – *Seite 19*
Kommunale Gesundheitsfürsorge und sozialistische Ärztepolitik zwischen Kaiserreich und Nationalsozialismus – autobiographische und gesundheitspolitische Anmerkungen von Dr. Georg Loewenstein, Bremen 1980 – *Seite 45*
Kreuzberg Museum, Berlin – *Seite 23*
Lammel, Inge, »Jüdische Lebenswege«, Berlin 2007 – *Seite 37 oben*
Landesarchiv Berlin – *Umschlag und Seite 44*
Mitte Museum, Bezirksamt Mitte von Berlin – *Seite 10 oben*
Foto Peters – *Seiten 6, 10 unten, 34 unten, 37 unten*
Foto Rozenblit– *Seite 14*
Zentralblatt für das deutsche Baugewerbe 1907 – *Seite 29*
Zentrum für Antisemitismusforschung der Technischen Universität Berlin – *Seite 55*
Zentrum für Berlin-Studien der Zentral- und Landesbibliothek Berlin, *Seite 41*
»Zwischen Königstor und Spitze«, hrsg. v. Kulturamt Prenzlauer Berg, Prenzlauer Berg Museum, Berlin 1999 – *Seite 27*

Dietlinde Peters

Geb. 1947 in Bielefeld, Dr. phil., Diplom-Soziologin, nach dem Studium an der FU Berlin Berufstätigkeit im sozialen Bereich, seit 1985 freiberufliche wissenschaftliche und publizistische Tätigkeit, zahlreiche Veröffentlichungen und Mitarbeit an Ausstellungen zur Berliner Stadtgeschichte, zur Geschichte der Sozialen Arbeit und zur Geschichte der Frauenarbeit und Frauenbewegung.